“長引く腰痛”“脚のしびれ”をググッと撃退

分離症・すべり症《ぶんりしょう・すべりしょう》は自分で治せる！

さかいクリニックグループ代表
酒井慎太郎

Gakken

はじめに

腰の**分離症**《ぶんりしょう》や**すべり症**の診断をすでに受けているかたは、たいへん大きなストレスを抱えていらっしゃいます。

「**いつまでたっても、腰の痛みがよくならない**」

「腰痛はもちろん、お尻の**だるさ**や脚の**しびれ**もあって、ほんとうにつらい」

「ある病院で**分離症**と言われた後、違う病院で**分離すべり症**と診断され、なにがなんだかさっぱりわからない」

「分離症やすべり症のことをもっと知りたいのに、**詳しく書かれた本がない**」

本書は、そうした悩みをすべて解消するための一冊です。

腰の分離症やすべり症によって現れる**主な症状は、腰痛・お尻のだるさ・脚のしびれ**です。これらに対しては、それぞれの症状が現れるメカニズムをじゅうぶん考慮し、不調を解消させるストレッチをご紹介しています。

全部で8種類あるストレッチは、**今すぐ簡単に行える**うえ、**安全**で**効率的**なものばかりです。

ここで、私が「効率的」と自信を持って言えるのは、皆さんが各種のストレッチを行うことで、やっかいな症状を生み出している**腰の構造自体を自力で矯正**でき、**問題を解決できる**からです。これは、薬や注射などのような〝その場しのぎの対症療法〟とは違います。トラブルを根源から断ち切れることを意味しています。

また、そもそも分離症やすべり症については、見落とされがちな「重要なこと」があります。ひとことで言うと、**痛みやしびれの原因が、分離症やすべり症だけのせいではない**可能性が非常に高いのです。

私がこれまで診てきた何万という症例からすると、腰の痛み・お尻のだるさ・脚のしびれなどの原因が、**完全に分離症やすべり症だけのせいで起こっているケースは、1〜2割程度。残りの8〜9割は、**分離症やすべり症と診断されていても、別のタイプの腰痛＝**椎間板《ついかんばん》ヘルニアなどからくる腰痛やしびれ**を抱えています。

ですから、あなたの体に現れている痛み・だるさ・しびれの**「ほんとうの原因」が、実際に分離症・すべり症なのか、**それとも**椎間板ヘルニアなどの影響もあるのか、**この機会にぜひ見直していただきたいのです。

その見直しについても、心配はいりません。これまで見落とされてきた重要なことを**ご自分で発見できる、簡単なテスト**を用意してあります。

分離症やすべり症に関しては、確かに専門的な知識がないと理解しづらい点が多いのは事実です。

詳しい内容は以降でお伝えしますが、脊椎《せきつい》（背骨）の腰の部分（腰椎《ようつい》）で頻発する**腰《よう》椎《つい》分《ぶん》離《り》症《しょう》**や**腰椎すべり症**をごくシンプルにご説明すると、以下のようになります（本書では、腰に発生する分離症やすべり症に内容を絞っているため、「腰椎」の表記を省略しています）。

●**分離症**＝腰椎の1つの骨（椎骨）の左右後方にある突起部分が、疲労骨折のように折れ、分離した状態

●**すべり症**＝大別すると、「**分離すべり症**」と「**変性すべり症**」がある。前者は、分離症が進行した結果、分離の起こった椎骨が前後にズレてすべってしまった状態。後者は、分離が起こらなくても椎骨がすべってしまった状態

これだけでも、**分離症・すべり症・分離すべり症・変性すべり症**といった名称についての戸惑いは、かなり軽減されるでしょう。また、分離症とすべり症がよくいっしょに扱われていることにも、両者の関連が深いことから納得いただけたと思います。さらに言うと、先にお話しした「分離症の診断後、違う病院で分離すべり症

と言われた」という例では、有効な対策を取らなかったために状態が進行・悪化し、おかげで診断名が変わったとまで理解できるのではないでしょうか。

もちろん、他にもまだまだ疑問はあるでしょう。しかし、本書を一読していただければ、分離症・すべり症にまつわるストレスのほとんどはなくなると思います。

私はよく書店に立ち寄るのですが、**分離症**と**すべり症**をメインテーマにした一般向け書籍で、**ここまでの内容のものはまだ見たことがありません**。仮にあるとしても、トラブルを根本から解消し、自分の力で不調を治すための具体策を示したものはないと思います。その点で本書は、画期的な一冊になったと自負しています。

つらい症状を皆さん自身が治すうえで、この本が大いに役立つと確信しています。

2018年5月

さかいクリニックグループ代表　酒井慎太郎

もくじ

第2章

腰・お尻・脚のトラブルは自分で治せる！

第3章

なぜ、簡単ストレッチで痛みやしびれが消えるのか

第4章

分離症・すべり症を見事克服した症例集

第5章
腰痛をしっかり克服するための日常生活の知恵

第6章 分離症・すべり症を治すと人生が変わる！

第7章

分離症・すべり症の悩みを完全解決！知って得するQ&A

第1章

痛み・しびれの原因がすぐわかるセルフチェック&特効ストレッチ

痛み・しびれのほんとうの原因を探ることが完治を導く！

腰の痛みに関しては、「頑固な腰痛」という言い回しが一般化していることからも、「なかなか治らない」と考える人が少なくないようです。

さらに、**お尻や脚にかけてのしびれ・重だるさ・違和感**など、いわゆる**坐骨神経《ざこつしんけい》痛《つう》**まで加わると、半ばあきらめているかたもいらっしゃいます。

しかし、こうしたやっかいな症状を解消するために最適な対策をとれば、**自力で不調を克服できます**。そのために絶対に必要なのは、あなたを悩ませている**痛みやしびれの「ほんとうの原因」を見極めること**です。それができてこそ、急場しのぎの対処法で済ますことなく、トラブルを根本的に解決できるのです。

そこで、腰椎の**分離症・すべり症**という病名だけではわからない、痛み・しびれの真の原因を浮かび上がらせるテストを用意しました。

その**テストは、２種類あります**。

ひとつは、**ご自分で腰の骨（腰椎《ようつい》）を触りながら行うセルフチェック**テスト。もうひとつは、**日常的に現れる不快な症状を確認するセルフチェック**テストです。いずれも、誰もが簡単にできるように工夫しつつ、肝心な「痛み・しびれの正体」を探ることができるテストになっています。

ですから順番に行えば、**痛み・しびれのほんとうの原因を把握**でき、なおかつ、皆さんそれぞれが自分で**根本的に治すための基準を手にする**ことになります。

その基準を念頭に置いたうえで、適切なセルフケアを行えば、なかなか治らないと思っていた痛みやしびれを、**効率的かつ安全に解消・改善できる**のです。

それではページをめくり、セルフチェックを早速行ってみましょう。

しびれセルフチェック

体を
触って
チェック！

棘《きょく》突《とっ》起《き》圧《あっ》痛《つう》テスト

あなたがほんとうに分離症やすべり症なのか、すぐにわかります

1 第５腰椎《ようつい》を確認

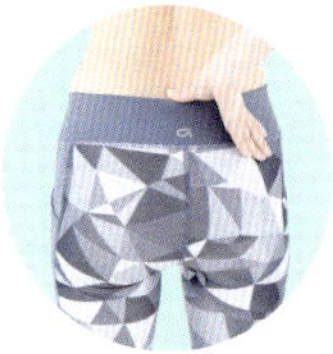

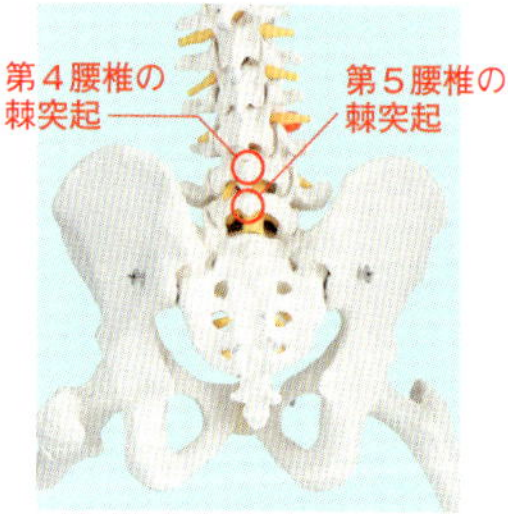

脊椎《せきつい》（背骨）に親指の腹を添え、お尻に向かって指を下げていく。親指でわかる“背骨のボコボコ感”が最後のところにきたら、そこが第５腰椎の棘突起《きょくとっき》なので、指を止める。

2 第５腰椎と第４腰椎を押す

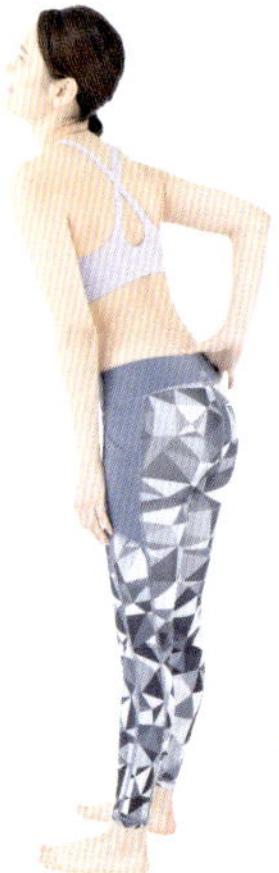

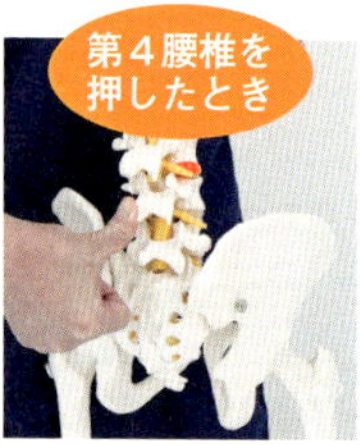

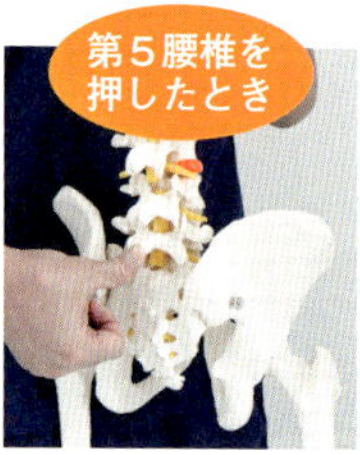

少し前かがみになり、**1**の位置で親指を強く押す。また、３～５cm上にある第４腰椎の棘突起も強く押し、ズキンとくる痛みの有無をチェックする。

※第５腰椎と第４腰椎の位置がよくわからなければ、脊椎（背骨）の「腰からお尻の穴の上あたり」までの範囲を、上から少しずつ指をズラしながら押していってもOK

□ 痛い　　□ 痛くない

自分で治すための痛み・

思い出してチェック！

日常の症状診断テスト

病名だけではわからない、痛みやしびれの“隠れた原因”を探ります

症状A

- □前かがみの姿勢より、腰を反らした姿勢のほうが痛い
- □腰痛だけでなく、主にお尻にしびれ・重だるさ・違和感などがある
- □10～20代でスポーツに積極的に取り組み、腰を反らしたりひねったりする動作を繰り返していた
- □若いときの腰痛は一度治まったが、30～40代でまた痛くなった
- □しばらく歩くと、腰痛や脚のしびれ、足裏の違和感などが現れてつらくなる。しかし、前かがみになったり休憩したりすると楽になり、再び普通に歩ける

✓＿＿＿個

症状B

- □洗面台で顔を洗うなど、前かがみの姿勢になると腰が痛い
- □腰の痛みに加えて、主に脚にしびれ・痛みを感じることがある
- □歩行時よりも、座りっぱなしなど同じ姿勢でいるときのほうがつらい。または、座っていた後や前かがみの姿勢を取った後、立つと腰が痛くなる
- □くしゃみやせきをするとき、トイレでいきむときなどに、腰に響く
- □デスクワークや車の運転をする機会が多い。または、前かがみの姿勢を取ることが多い仕事に就いている

✓＿＿＿個

セルフチェックの診断結果

20ページの「**棘突起圧痛テスト**」は、腰痛患者さんに対して専門家が実際によく行っているテストです。結果として、**ズキンとした痛みを感じたかたは**、現在抱えている腰痛や、お尻・脚のしびれなどを生み出している〝**主犯**〟**が、分離症やすべり症**の可能性大です。

ただし、このチェックテストで痛みを感じた人は、あまりいらっしゃらないと思います。テストを実際に行った人全員の中で、1〜2割程度しかいらっしゃらないでしょう。ですから、残りの8〜9割の人、つまり、このテストで**痛みを感じなかった人は**、21ページの「**日常の症状診断テスト**」**の結果をいっそう重視**しましょう。

症状診断テストでは、痛みやしびれの〝**隠れた原因**〟を探ることができます。

症状**A**にあるチェック項目は、「**腰を後ろに反らすと痛むタイプ**」の腰痛の人によく見られる特徴を挙げています。棘突起圧痛テストで痛みを感じた人は、複数の項目が当てはまっているはずです。

また、**棘突起圧痛テストで痛くなかった人**でも、症状**A**に該当する項目がいくつかあれば、潜在的には分離症・すべり症の原因を抱えていることになります。放っておけば、分離症・すべり症になる可能性が高いと考えてください。

一方、症状**B**のチェック項目は、**「前かがみになると痛むタイプ」**の腰痛の人によく見られる特徴です。ですから、たとえ整形外科などで**分離症・すべり症の診断を受けていても、B**のチェック項目に複数該当したかたは、実は**椎間板《ついかんばん》ヘルニアなども痛みやしびれの原因**になっていると認識してください。

Aと**B**のテストでともに**複数当てはまったかた**も、今ある痛みやしびれの原因は分離症やすべり症だけではありません。前記した2つのタイプの原因が混在した**「ミックスタイプ」**で、おそらく大半のかたは、これに当てはまると思います。

こうした「ほんとうの原因」を知ることこそ、痛みやしびれを自分で治すために非常に重要なことなのです。

しびれの原因と症状

分離症 …… 骨の後方にある突起部分が折れて分離し、神経を刺激して腰の痛みを引き起こす

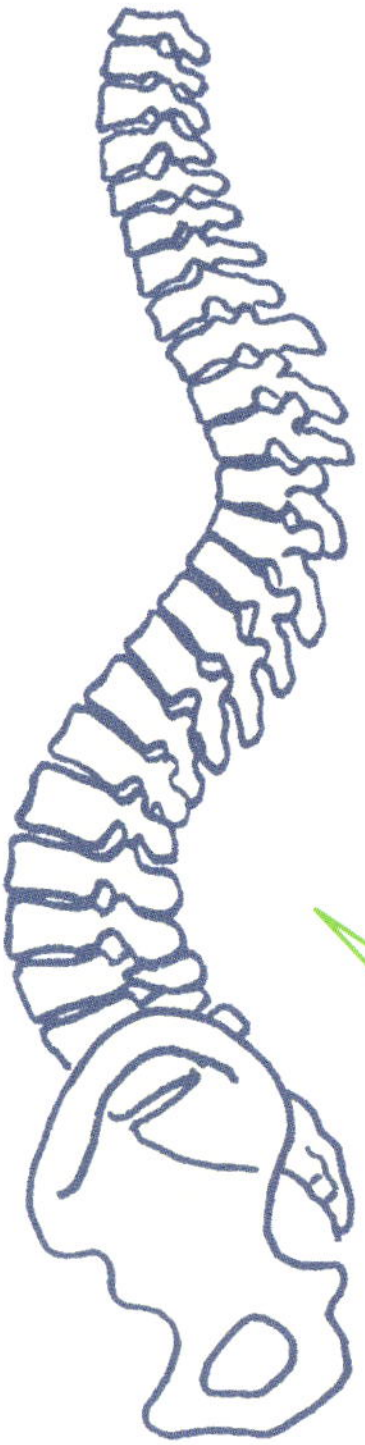

腰椎の分離症は、**腰の骨（椎骨）の後方にある突起部分が折れ、分離している状態**です。腰椎の下部、特に第５腰椎で多く起こります。分離するのは、下《か》関節《かんせつ》突起《とっき》と上《じょう》関節《かんせつ》突起《とっき》の間で、左右どちらか一方の場合もあれば、両側の場合もあります。主に10代のとき、**野球・サッカー・バレエ・バスケットボール**などの運動に熱中し、体を反らしたりひねったりする動きの繰り返しで起こることが多いため、**若年性分離症**と呼ばれることもあります。痛みが出るのは、腰椎が不安定になって神経を刺激したり、分離部で炎症を起こしたりするためです。

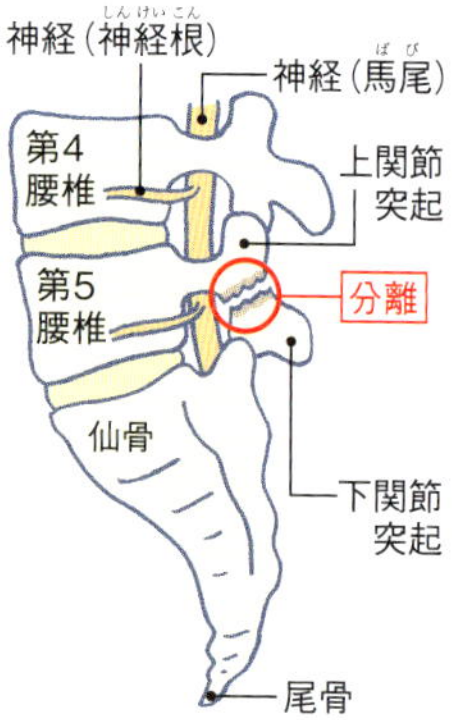

第５腰椎を見ると……

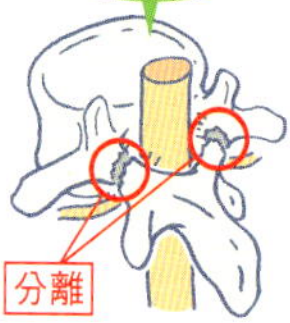

分離症の起こった腰を斜め後ろからレントゲン撮影（Ｘ線検査）すると、上のイラストのように、腰椎の分離部分が確認される。まるで首輪を巻いたテリア犬のように見えることから、専門医たちから「テリア像」と呼ばれることもある。

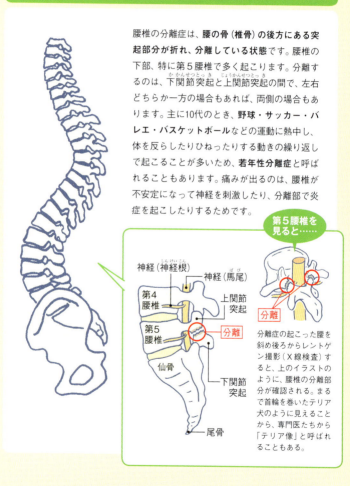

ひと目でわかる！ 痛み・

すべり症❶……分離した骨がすべる「分離すべり症」。痛みだけでなく、しびれが現れる

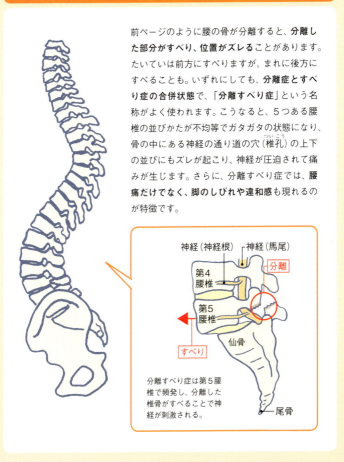

前ページのように腰の骨が分離すると、**分離した部分がすべり、位置がズレる**ことがあります。たいていは前方にすべりますが、まれに後方にすべることも。いずれにしても、**分離症とすべり症の合併状態**で、「**分離すべり症**」という名称がよく使われます。こうなると、5つある腰椎の並びかたが不均等でガタガタの状態になり、骨の中にある神経の通り道の穴（椎孔《ついこう》）の上下の並びにもズレが起こり、神経が圧迫されて痛みが生じます。さらに、分離すべり症では、**腰痛だけでなく、脚のしびれや違和感**も現れるのが特徴です。

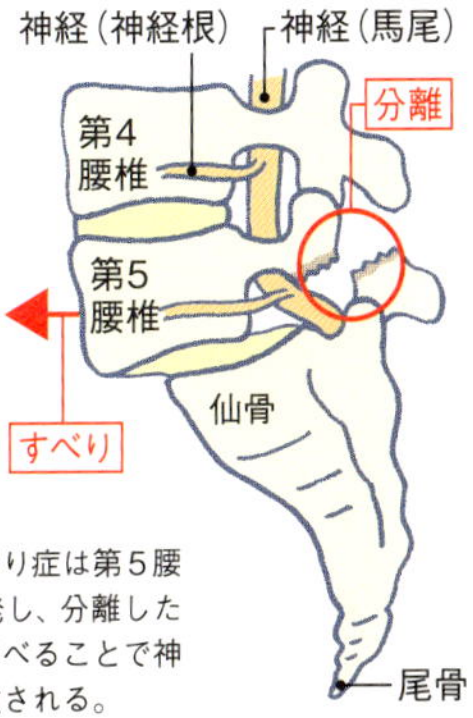

分離すべり症は第5腰椎で頻発し、分離した椎骨がすべることで神経が刺激される。

すべり症❷ ……分離がなくても起こる「変性すべり症」。腰痛に加え、お尻・脚のしびれが顕著

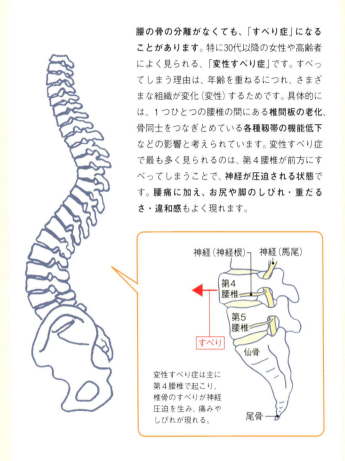

腰の骨の分離がなくても、「すべり症」になることがあります。特に30代以降の女性や高齢者によく見られる、「**変性すべり症**」です。すべってしまう理由は、年齢を重ねるにつれ、さまざまな組織が変化（変性）するためです。具体的には、１つひとつの腰椎の間にある**椎間板の老化**、骨同士をつなぎとめている**各種靱帯の機能低下**などの影響と考えられています。変性すべり症で最も多く見られるのは、第４腰椎が前方にすべってしまうことで、**神経が圧迫される状態**です。**腰痛に加え、お尻や脚のしびれ・重だるさ・違和感**もよく現れます。

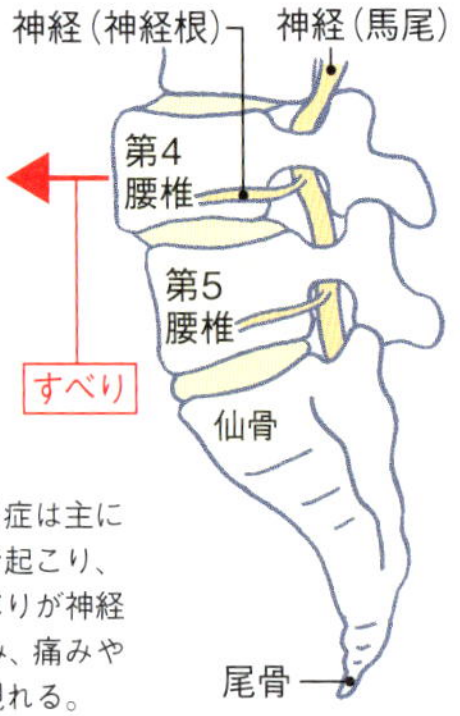

変性すべり症は主に第４腰椎で起こり、椎骨のすべりが神経圧迫を生み、痛みやしびれが現れる。

椎間板ヘルニア ……椎間板の中身がはみ出し、腰痛発症。ただし、分離症やすべり症とは“別物”

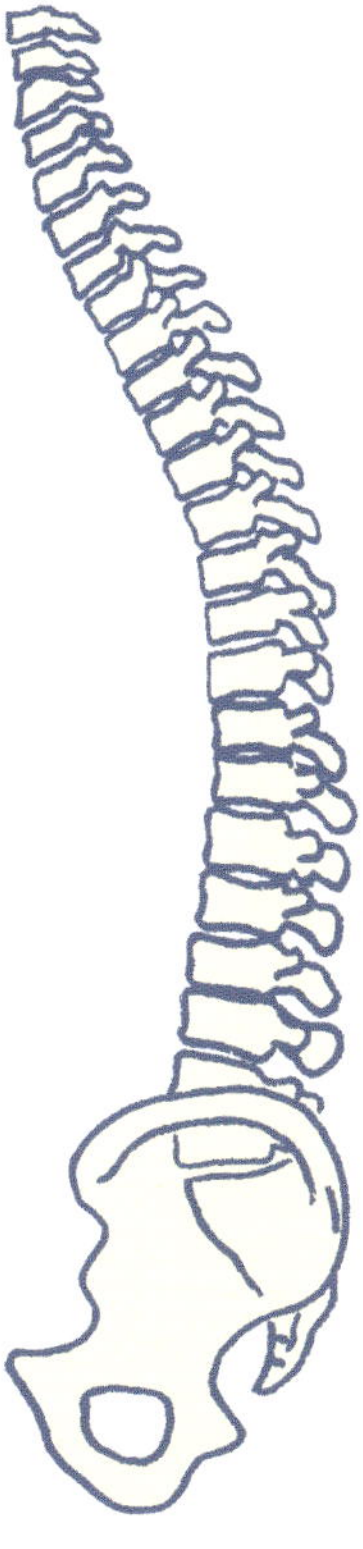

腰の椎間板ヘルニアは、前かがみの姿勢の習慣化などにより、**腰椎の前側がつぶれて**アンバランスな負荷がかかることから始まります。こうなると、椎間板の中にある髄核《ずいかく》という組織が外にはみ出し、その**ヘルニア部分が神経を圧迫**することで、**腰や脚に痛み・しびれ**を引き起こします。ですから、24～26ページでご説明した**分離症・分離すべり症・変性すべり症とは、正反対とも言える発症メカニズム**があります。痛みやしびれが現れるのも、分離症やすべり症が腰を反らしたときであるのに対し、椎間板ヘルニアでは**前かがみになったとき**です。

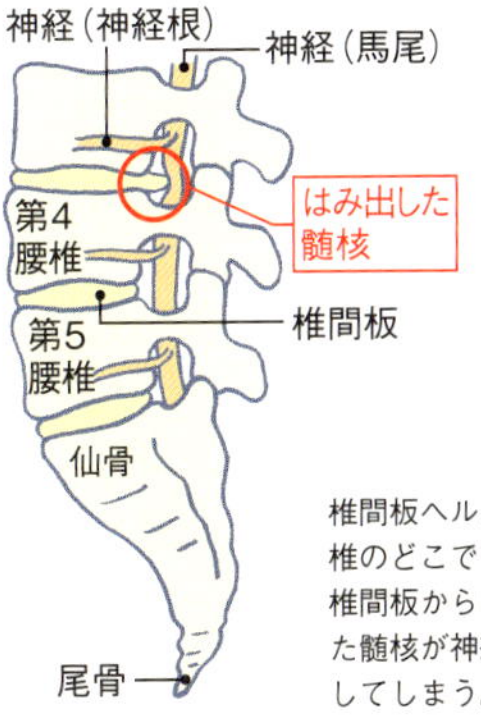

椎間板ヘルニアは腰椎のどこでも起こり、椎間板からはみ出した髄核が神経を刺激してしまう。

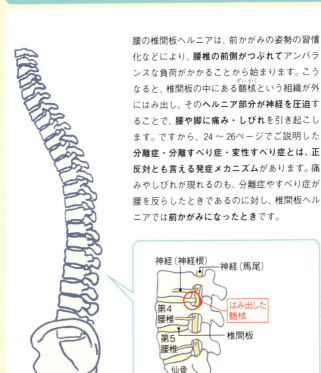

テスト結果に合ったストレッチを選ぼう

次のページからは、**分離症・すべり症**をはじめ、**すべての痛みやしびれ**に効果を発揮するストレッチを紹介していきます。「早速実践してください」と言いたいところですが、その前にひとつだけ、お願いがあります。

必ず2つのセルフチェックを行い、その診断結果に合ったストレッチを続けていただきたいのです。

「棘突起圧痛テスト」で痛みを感じたかたは、腰椎の分離症やすべり症を実際に患っているはずですから、それらのトラブル解消に特化した**「分離症・すべり症特効ストレッチ**（32ページ参照）**」**や**「腰椎フラットストレッチ**（34ページ参照）**」に積極的に取り組んでみてください。**

その他のストレッチは、すべてを行うのが難しければ、できるものから始めていきましょう。時間的な余裕などがなければ、「仙腸関節《せんちょうかんせつ》ストレッチ（46ページ参照）」を省いていただいてもけっこうです。このストレッチには、腰の〝土台〟である仙腸関節の機能を確実に高める効果がありますが、腰を少し反らすような動きになってつらい可能性があるので、棘突起圧痛テストでズキンとした痛みを感じ、ほんとうに分離症・すべり症であるかたは、無理のない範囲で行ってください。

また、**「日常の症状診断テスト」**で、症状Bのチェック数が症状Aのそれよりも多いかたは、たとえ分離症やすべり症と診断されていても、実は**椎間板ヘルニア**の要素をかなり抱えています。そのため、**「分離症・すべり症特効ストレッチ**（32ページ参照）**」「腰椎フラットストレッチ**（34ページ参照）**」は行わないように注意してください**。その他のストレッチについては、問題ありません。それどころか、「腰を後ろに反らすと痛むタイプ」「前かがみになると痛むタイプ」がミックスされて起こっている痛みやしびれが、解消・改善に向かっていきます。

酒井式 痛み・しびれ解消ストレッチのルール

それでは、腰の分離症・すべり症のトラブルに非常に有効なストレッチを、順にご紹介していきましょう。

それらはすべて、腰の関節・骨・筋肉を本来あるべき状態に導き、痛みやしびれの根本的な解決に役立つものばかりです。例えば、テニスボールを使って行うストレッチは、私が治療院で長年行い、患者さんの99%に効果のあった「関節包内矯正(かんせつほうないきょうせい)」という治療法をもとに、誰もが簡単に実践できるように改良したものです。その他のストレッチも、腰痛やしびれの現れるメカニズムをじゅうぶんふまえたうえで、効率的な問題解消に役立つものばかりになっています。

まずは一度、ぜひお試しください。そうすれば、ご自分の体にいい変化を感じ取れるはずです。

分離症・すべり症の対策に特化したものだけでなく、すべてのタイプの腰痛に有効なストレッチを用意しました

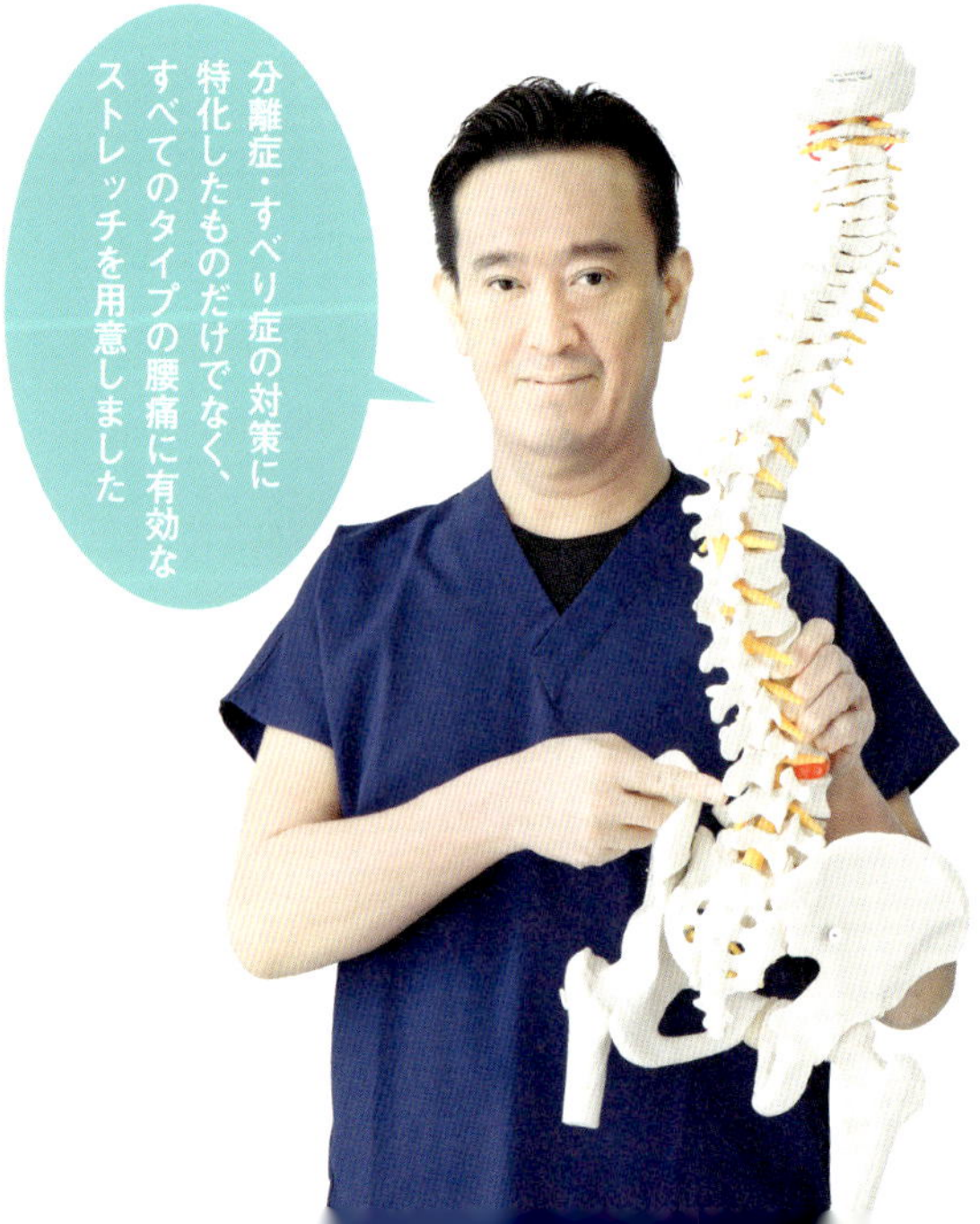

ポイント1
「分離症・すべり症特効ストレッチ（32ページ）」「腰椎フラットストレッチ（34ページ）」は、「棘突起圧痛テスト（20ページ）」をして痛かったAタイプの人だけが行う

ポイント2
床で行うストレッチは、フローリングやたたみなど、硬めの床の上で行う（仰向けで行う場合、頭に枕を使用しない）

ポイント3
「イタ気持ちいい」と感じるくらいの加減で行うようにする

ポイント4
できるだけ毎日実践し、効果が現れやすい3週間後まで続けてみる

簡単にできるうえ、とっても気持ちいいですね！

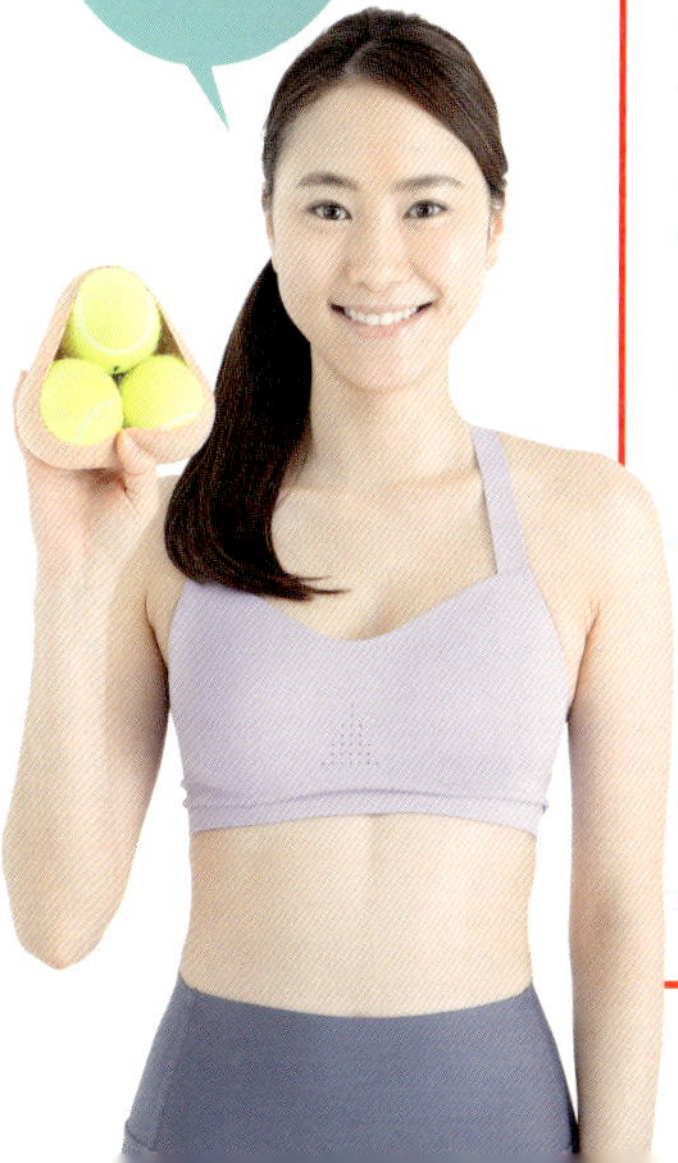

用意するもの

テニスボール3個

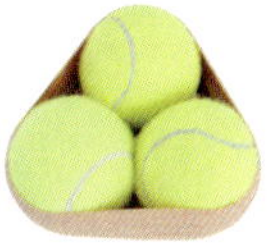

硬式のテニスボール3個を三角形の状態でぴったりくっつけ、ガムテープなどを巻いて固定する。

➡ P32、34、36で使用

テニスボール2個

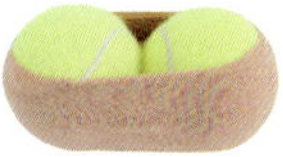

硬式のテニスボール2個をぴったりくっつけ、ガムテープなどを巻いて固定する。

➡ P46で使用

フェイスタオルまたは帯状のバンド

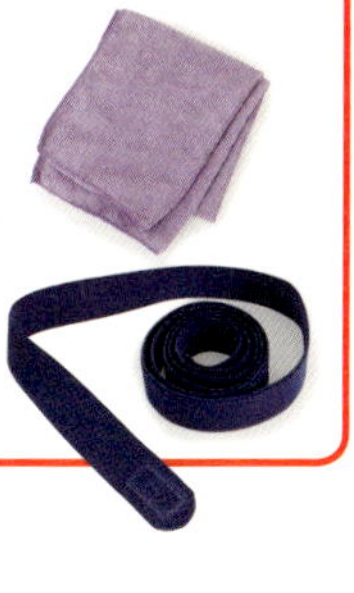

フェイスタオルは縦に2回折り、4等分の幅の帯状にして使用する。

➡ P44で使用

棘突起
圧痛テストが痛い、
Aタイプ専用

分離症・すべり症
に特化した対策
1

分離症・すべり症 特効ストレッチ

分離症・すべり症に特徴的な〝腰の悪い状態〟をしっかり矯正！
トラブルを根本的に解消するには最適のストレッチです。

1

まずは“目印”の尾骨《びこつ》を確認

お尻の割れ目の上の出っ張った部分＝
「尾骨」を探し、そこに指を当てておく。

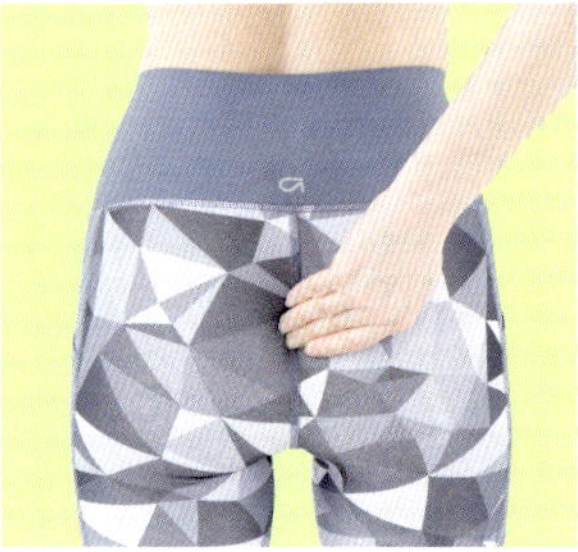

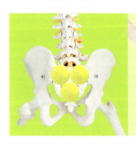

2

指先の位置にテニスボールをセット

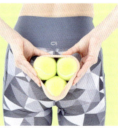

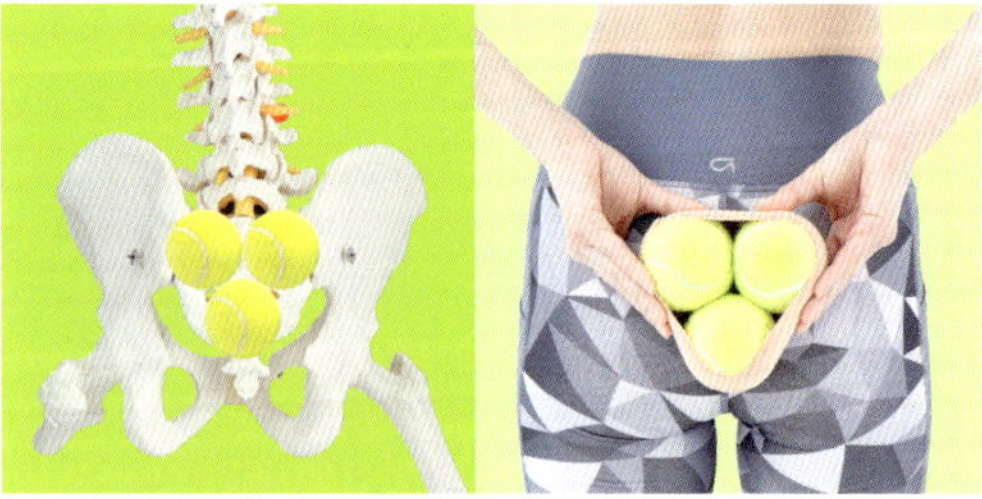

あらかじめ用意しておいた３個のテニスボールを逆三角形の形で持ち、**1** の指先の位置に下側のボール１個がのるようにセットする。左右中央にくるように注意して。

3

そのまま床に座る

テニスボールの位置がズレないように注意しながら、床に両脚を伸ばして座る。
※壁に寄りかかったりなどしないこと

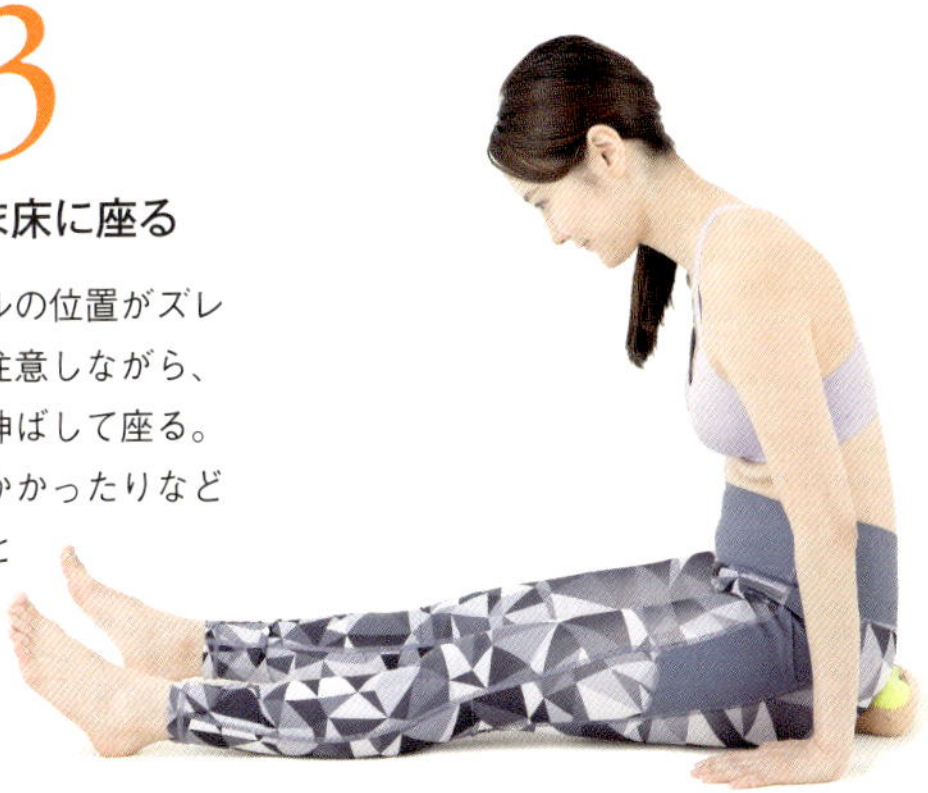

4

1〜2分間、前屈する

3の状態から、上半身を前屈させる。できるだけ前屈した体勢を、1〜2分間キープ。回数の目安は、1日1〜2回。分離症・すべり症による痛みが特にひどいときは、そのつど行ってもOK。このストレッチに限っては、「ちょっと痛いかも」と感じる程度の刺激をすると効果的。

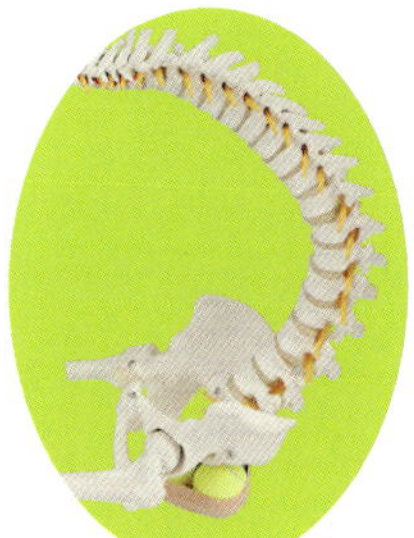

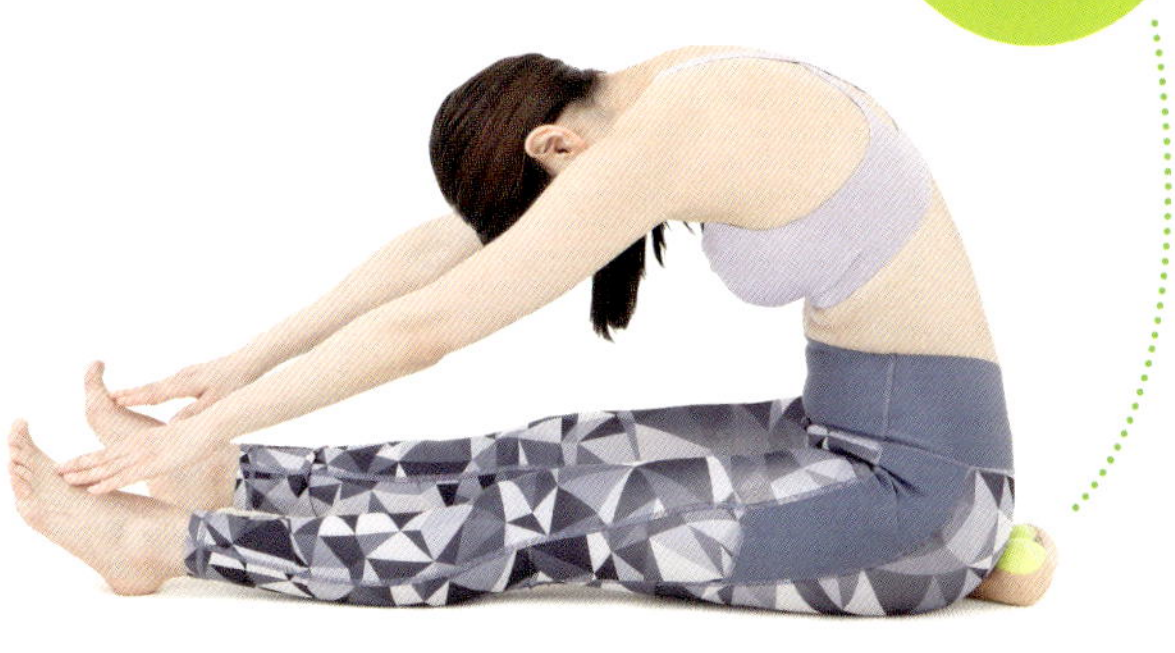

棘突起
圧痛テストが痛い、
Aタイプ専用

分離症・すべり症
に特化した対策
2

腰椎フラットストレッチ

分離症・すべり症で、腰椎の1つひとつの骨（椎骨）の並びに段差ができてしまった状態を、効率的にまっすぐフラットな状態へ戻すストレッチです。本来のポジションを体に覚えさせましょう！

1

最初に“目印”の腸骨《ちょうこつ》を確認

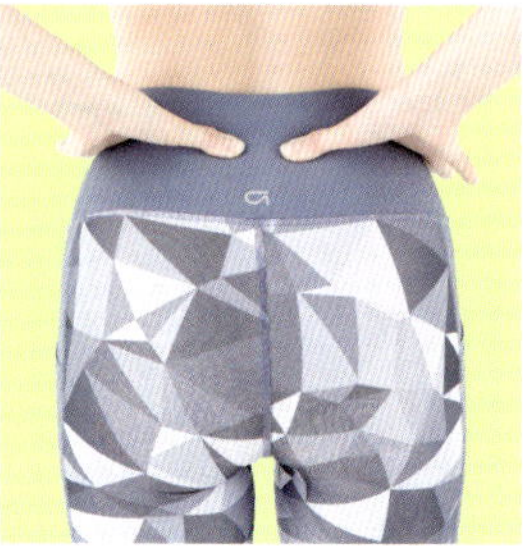

両手の親指と人差し指を広げて、左右の腰骨の出っ張りの上端＝「腸骨」の上端の高さを確認する。

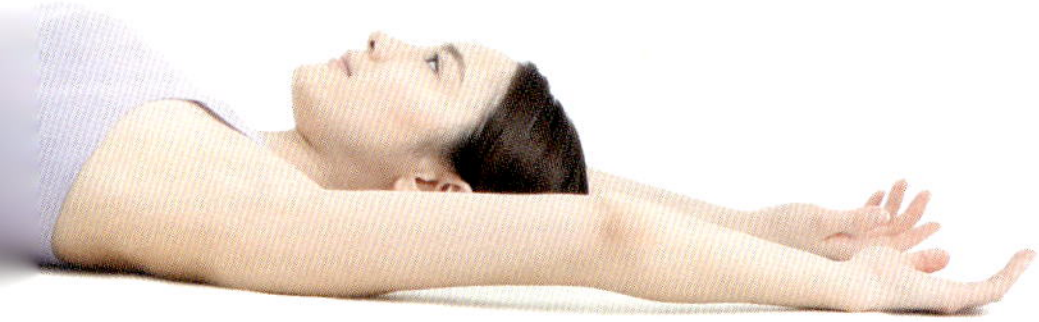

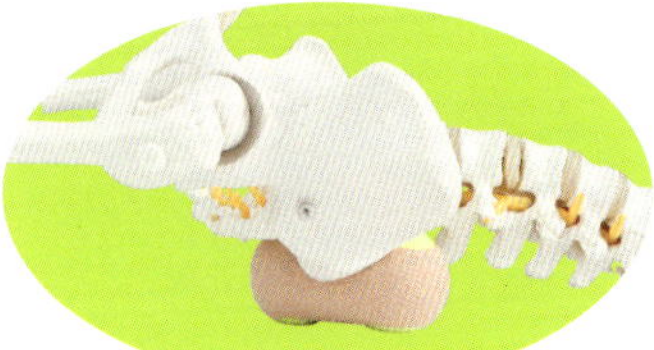

2

指の高さの位置に
テニスボールをセット

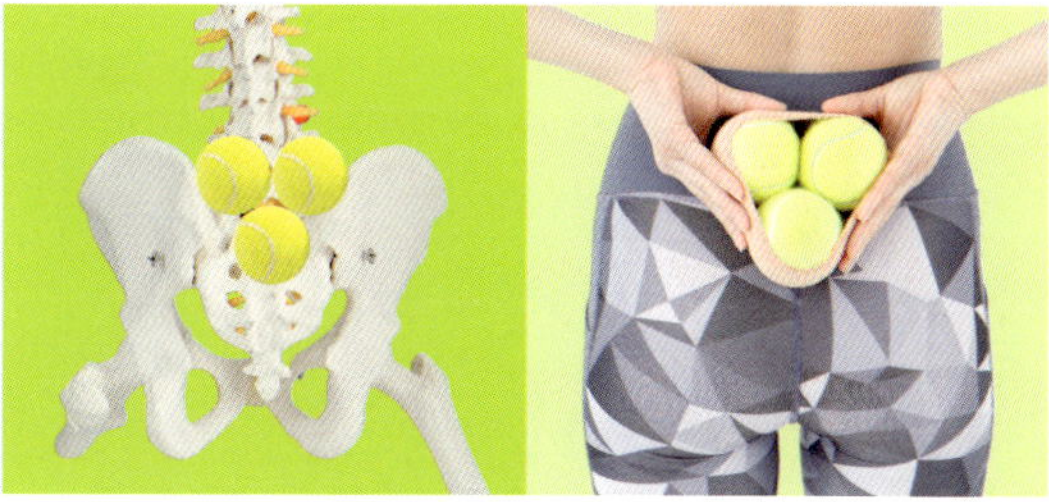

あらかじめ用意しておいた３個のテニスボールを逆三角形の形で持ち、**1**の高さの位置にボール２個の上端が水平にのるようにセットする。左右中央にくるように注意して。

3

1〜3分間、仰向けに寝る

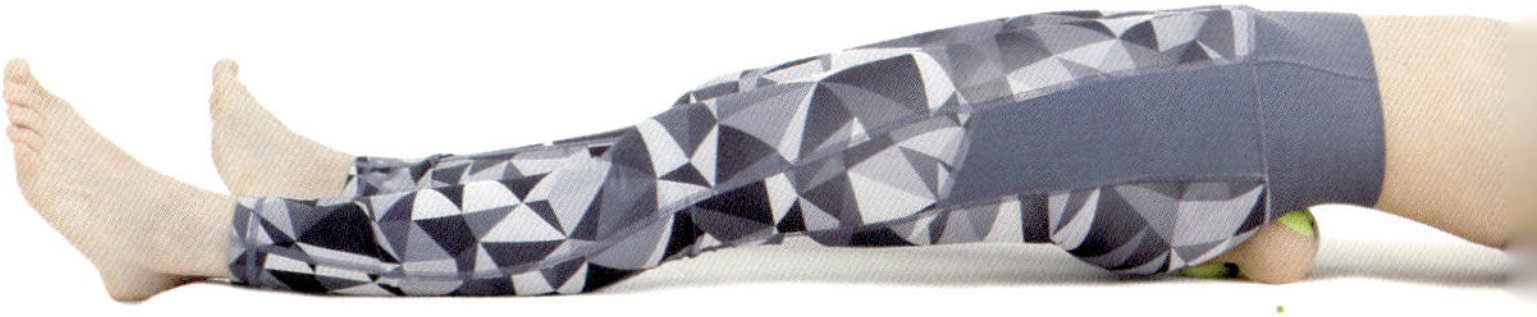

テニスボールの位置がズレないように注意しながら仰向けに寝て、その体勢を１〜３分間キープ。回数の目安は、１日１〜３回。腰骨に体の重みがかかるようなイメージで行うと効果的。

すべての
腰痛・しびれに
おすすめ

お尻の重だるさ・
坐骨神経痛に著効
1

お尻ストレッチ

固くなりがちなお尻の筋肉や靭帯を
適切なポイントで刺激し、柔軟にすることで、
神経や血管にかかっていた圧迫を
見事解消できるストレッチです！

1

高さと左右の位置に気をつけながらボールをセット

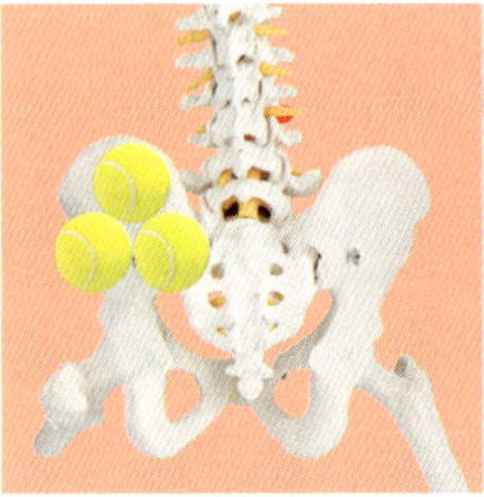

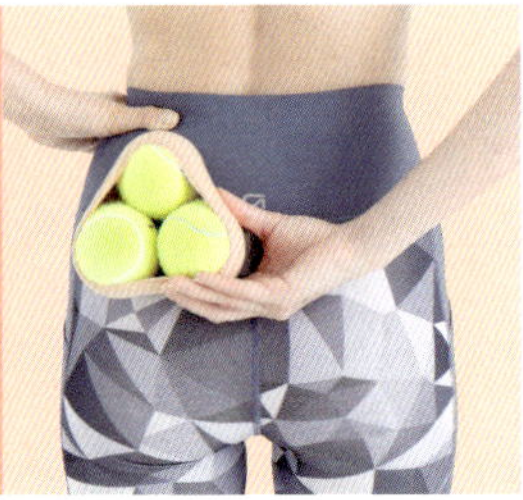

まず、腰痛やお尻のだるさ、坐骨神経痛などがあるほうの腰骨の出っ張りの上端＝「腸骨」の上端の高さに、同じ側の手の親指と人差し指を広げた状態で当てておく。次に、反対の手で、あらかじめ用意しておいた３個のテニスボールを三角形の形で持ち、その高さの位置にボール１個の上端が接するようにセットする。左右の位置は、お尻の穴の近くにくるボールが、お尻の穴から３～４cmのところにくるようにするのがベストポジション（写真は左側に腰痛やしびれがある場合）。

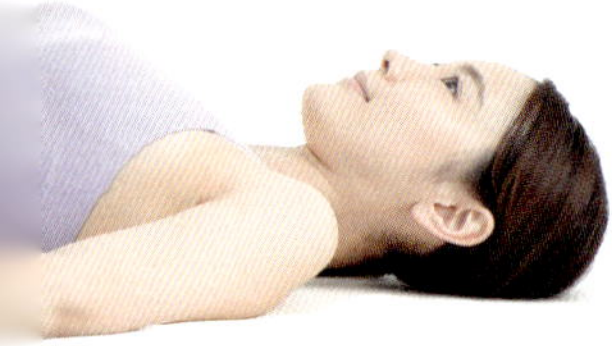

2

1～3分間、仰向けに寝ながら片脚を上げる

テニスボールの位置がズレないように注意しながら仰向けに寝て、反対側の脚を軽く上げつつ内側に傾けた体勢を、1～3分間キープ。回数の目安は、1日1～3回。お尻のだるさや坐骨神経痛が特にひどいときは、そのつど行ってもOK。お尻のコリをじわーっとほぐすイメージで行うと効果的。

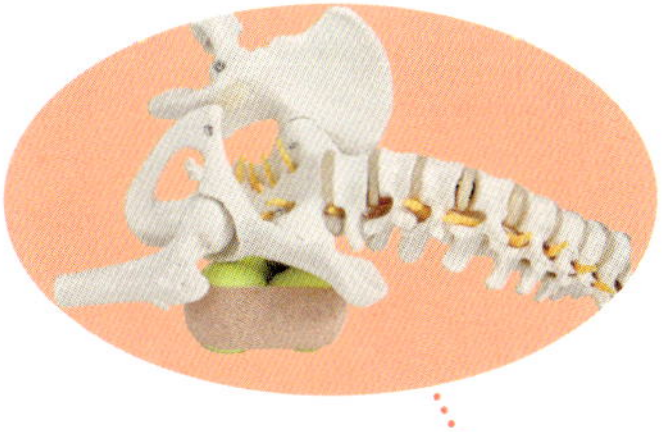

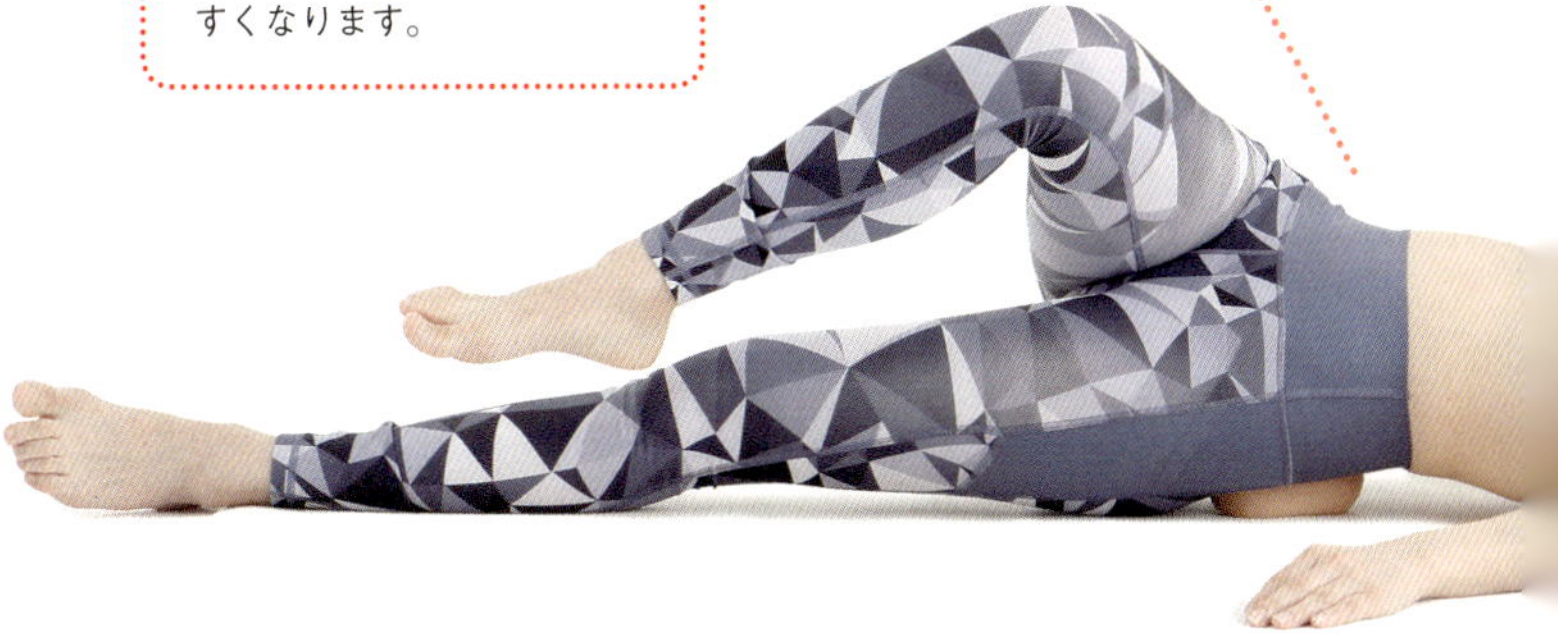

ポイント

上げた脚は内側に45度傾ける!

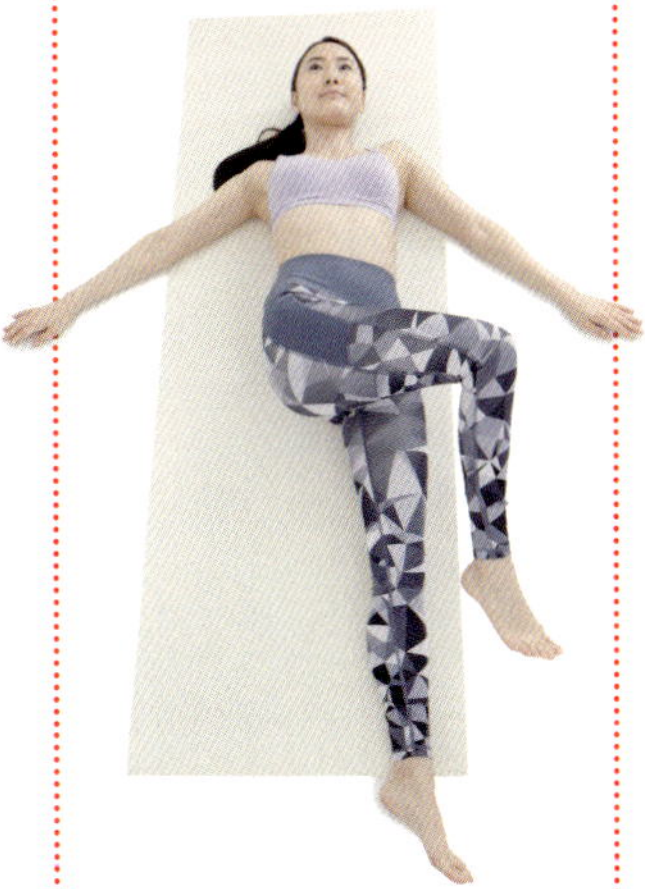

上げた脚を45度ぐらい内側に傾けると、体の重みがテニスボールにうまくのり、お尻のだるさ・張り・コリのほか、脚にかけてのしびれも解消・改善するメカニズムが働きやすくなります。

すべての
腰痛・しびれに
おすすめ

お尻の重だるさ・
坐骨神経痛に著効
2

脚振りストレッチ

脚の重さと遠心力を利用して、
痛み・しびれ・違和感を撃退！
神経や血液の流れをよくして、
腰椎のバランスも整えるストレッチです。

1

イスに手をかけて立つ

まず、腰痛やお尻のだるさ、坐骨神経痛などがあるほうとは反対側にイスを置き、背もたれに手をかけながら立つ（写真は左側に腰痛やしびれがある場合）。

2

脚を前方に振り上げる

痛みやだるさ、しびれなどがあるほうの脚を、前方に向けて、強く振り上げる。バランスを崩して転倒しないよう、手をかけたイスをうまく利用して。

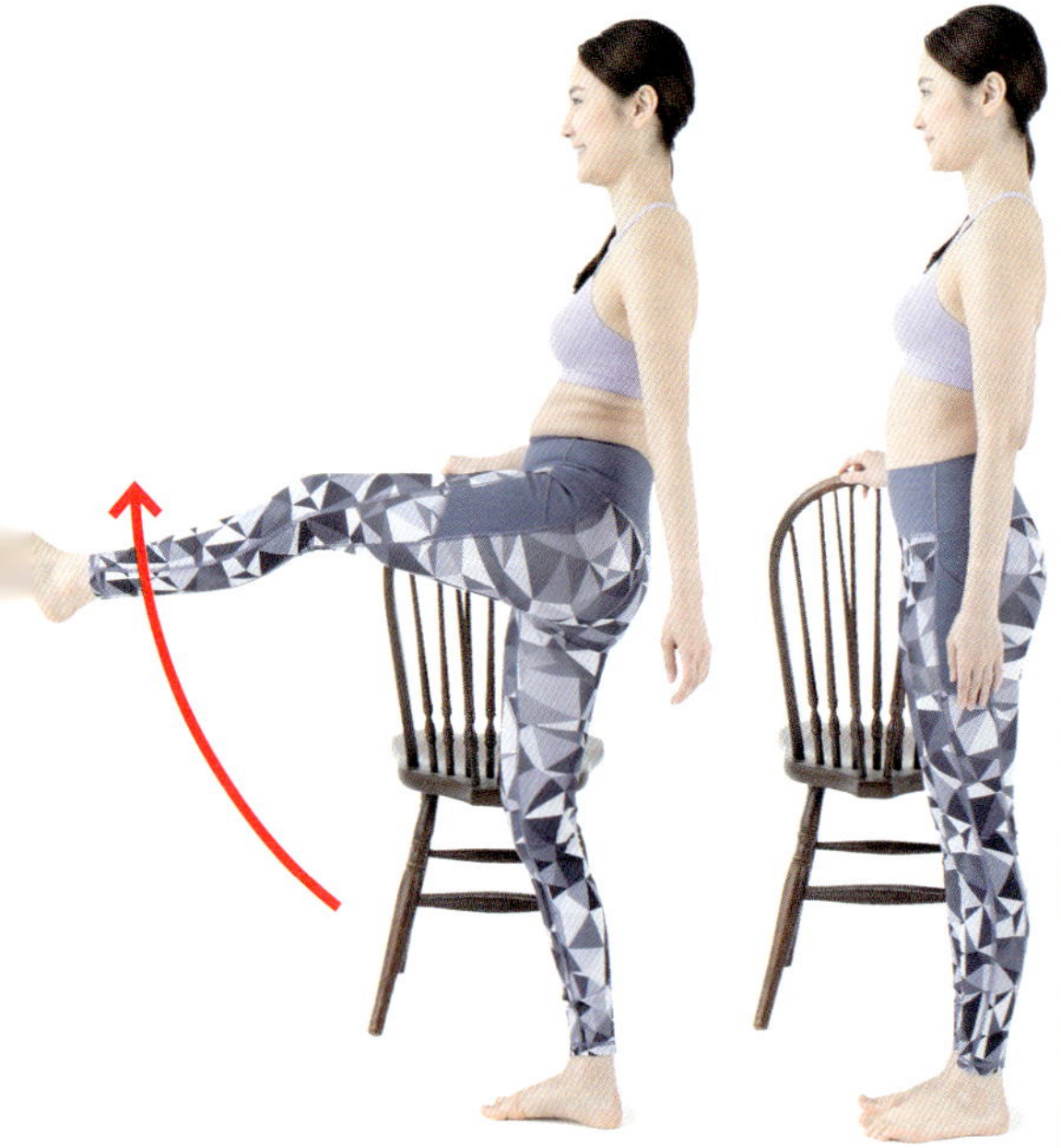

ポイント

ひざの曲がりや上半身の姿勢に注意

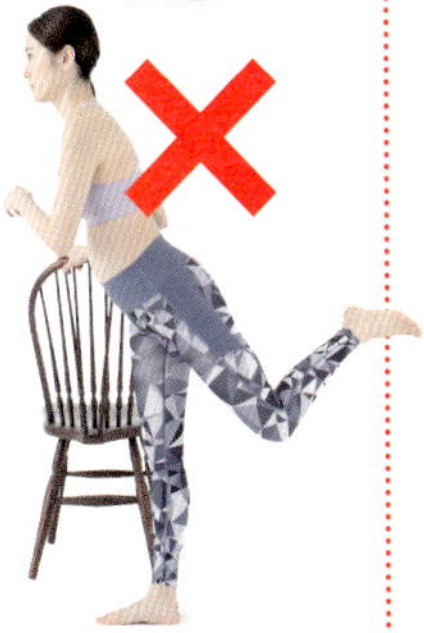

脚を振るときに、ひざが曲がっていると肝心の効果が現れにくくなるため、できるだけひざを伸ばしながら行うこと。また、脚を後方に振るときは、上半身を前方に倒すことで“大きく脚を振り上げている”と勘違いしやすいので、なるべく姿勢を崩さないのもポイント。

3

脚を後方に振り上げる

前方へ振り上げた脚を、今度は後方へ振り上げ、さらに前後への脚の振り上げを30～40回繰り返す。回数の目安は、1日1～3回。お尻のだるさや坐骨神経痛が特にひどいときは、そのつど行ってもOK。振っている脚にはあまり力を入れず、脚の重さと遠心力を利用して強めに振ると効果的。

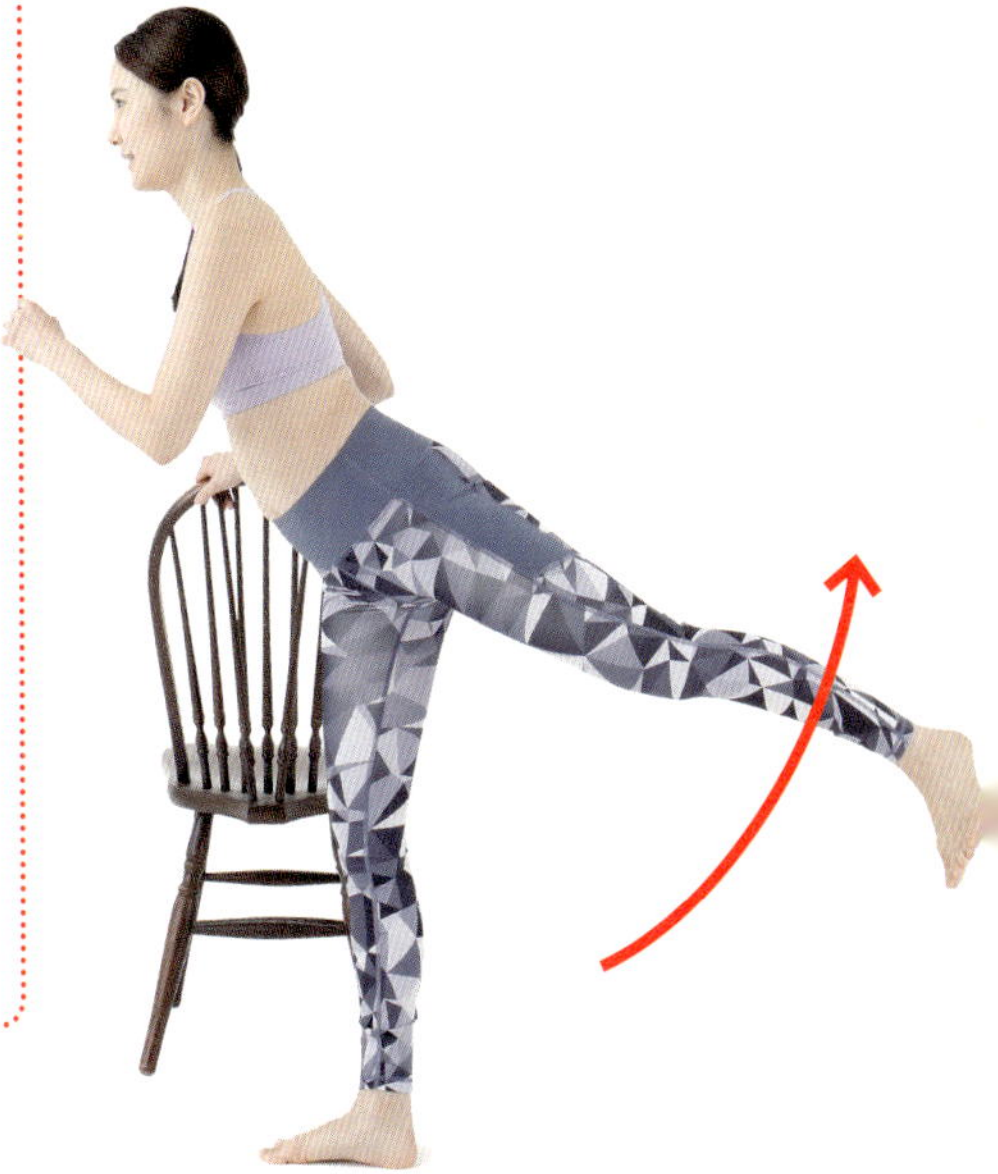

すべての
腰痛・しびれに
おすすめ

腰の動きの正常化を導き、痛みも撃退

腸《ちょう》腰《よう》筋《きん》ストレッチ

腰椎につながっているインナーマッスル、「腸腰筋」を活性化し、腰の動きをスムーズにすることができます。腰痛のほか、股関節痛の解消にも効果大。

1

片ひざ立ての体勢になる

まず、痛みやしびれ、違和感があるほうの脚のひざを床につけ、反対の脚は前方正面に出し、片ひざ立ての体勢になる。次に、ひざをついているほうの腕を背中側に回し、手根《しゅこん》（手首に近い部分でふくらんでいる手のひらの部分）を「仙腸関節《せんちょうかんせつ》」のあたりに置く（写真は左側の腰に痛みがある場合）。

※仙腸関節の位置は46 ～ 47ページを参照

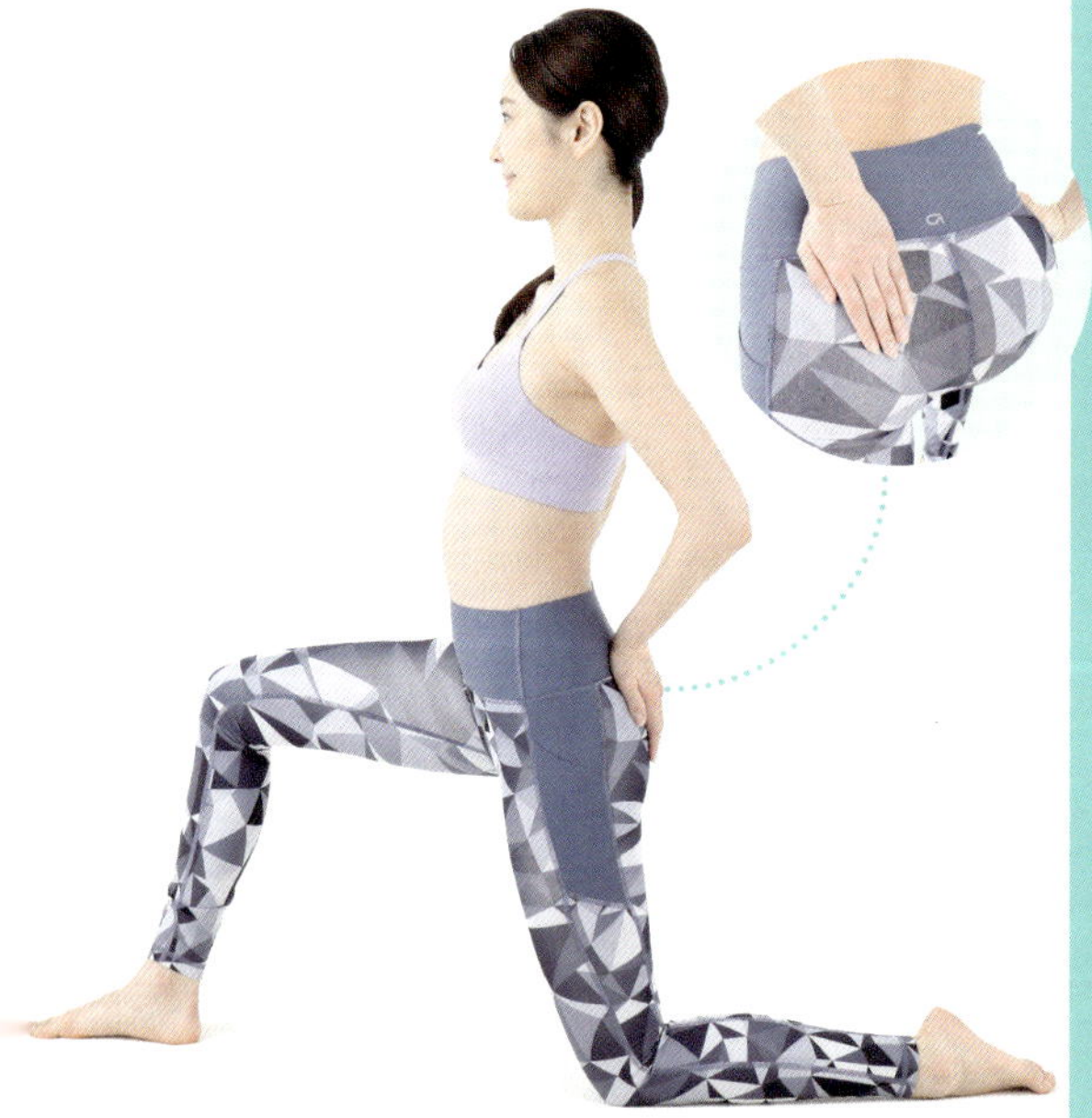

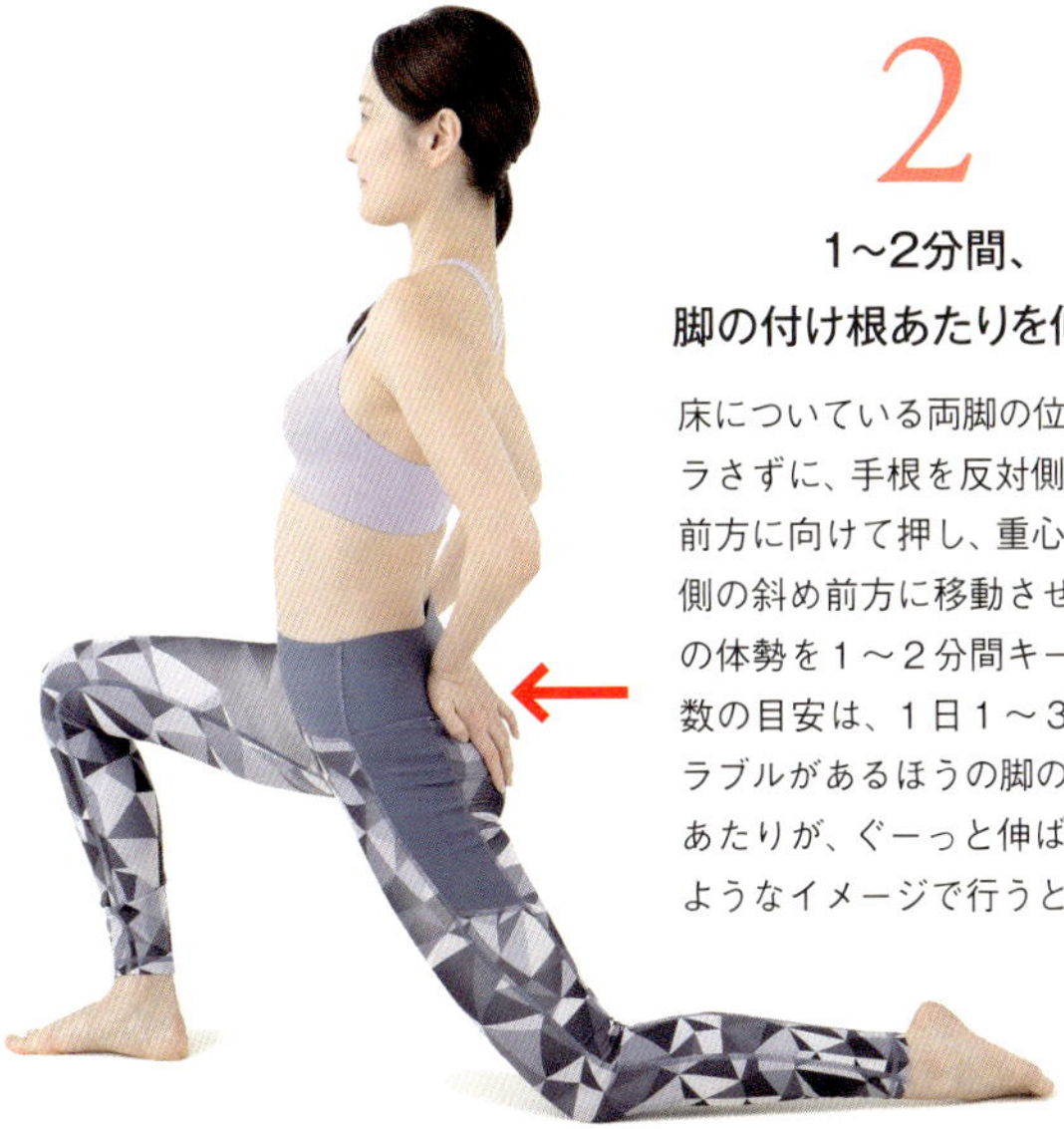

2

1～2分間、
脚の付け根あたりを伸ばす

床についている両脚の位置はズラさずに、手根を反対側の斜め前方に向けて押し、重心も反対側の斜め前方に移動させる。その体勢を1～2分間キープ。回数の目安は、1日1～3回。トラブルがあるほうの脚の付け根あたりが、ぐーっと伸ばされるようなイメージで行うと効果的。

ポイント

イスを利用すると効果アップ!

イスの座面にひざをのせて行うと、ストレッチの強度が増すため、痛みやしびれの改善効果がアップ。また、ふらつきが心配な場合は、もう1脚のイスを用意して背もたれに手をかけたり、壁沿いで行ったりするなどして、転倒予防対策を。

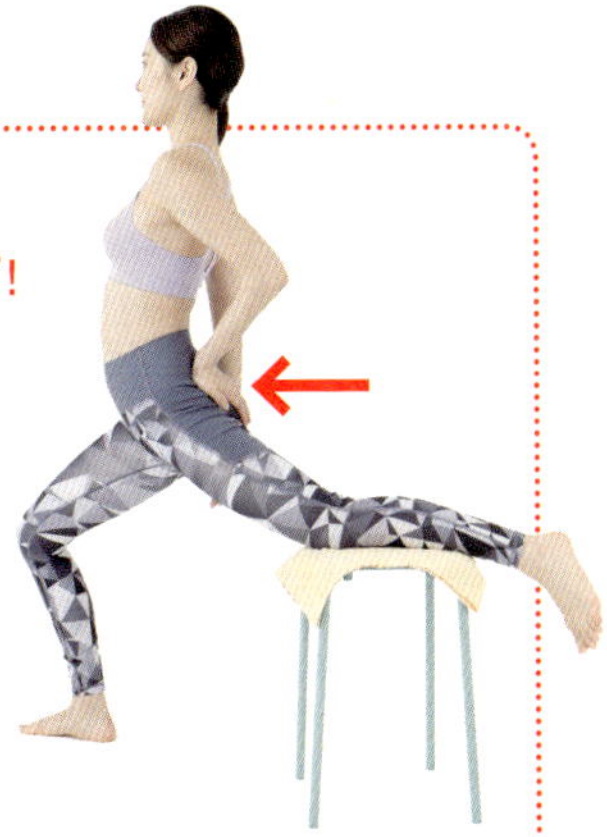

すべての
腰痛・しびれに
おすすめ

過剰な
プレッシャーから
腰椎を解放

体ひねりストレッチ

腰椎の骨（椎骨）どうしの間を広げ、左右どちらかの痛む側へ過剰にかかっていたプレッシャーを緩和します。腰全体の動きがよくなり、痛みも軽快！

1

痛みがあるほうの腰を上にして寝る

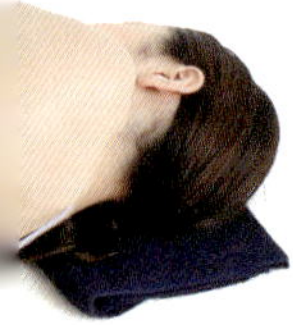

痛みがあるほうの腰を上にして横向きに寝て、同じ側の脚を90度に曲げ、その脚のひざを床につける（写真は左側の腰に痛みがある場合）。

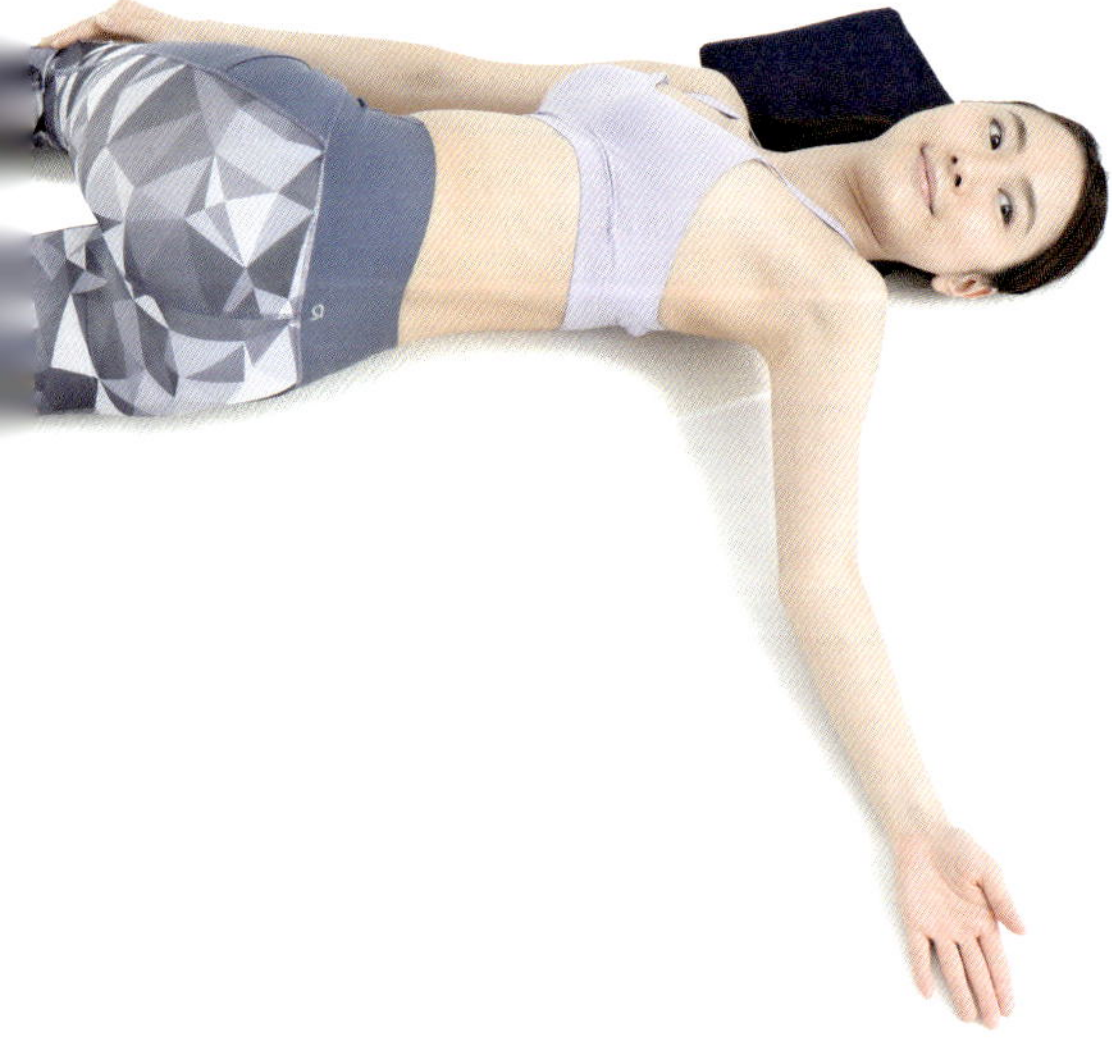

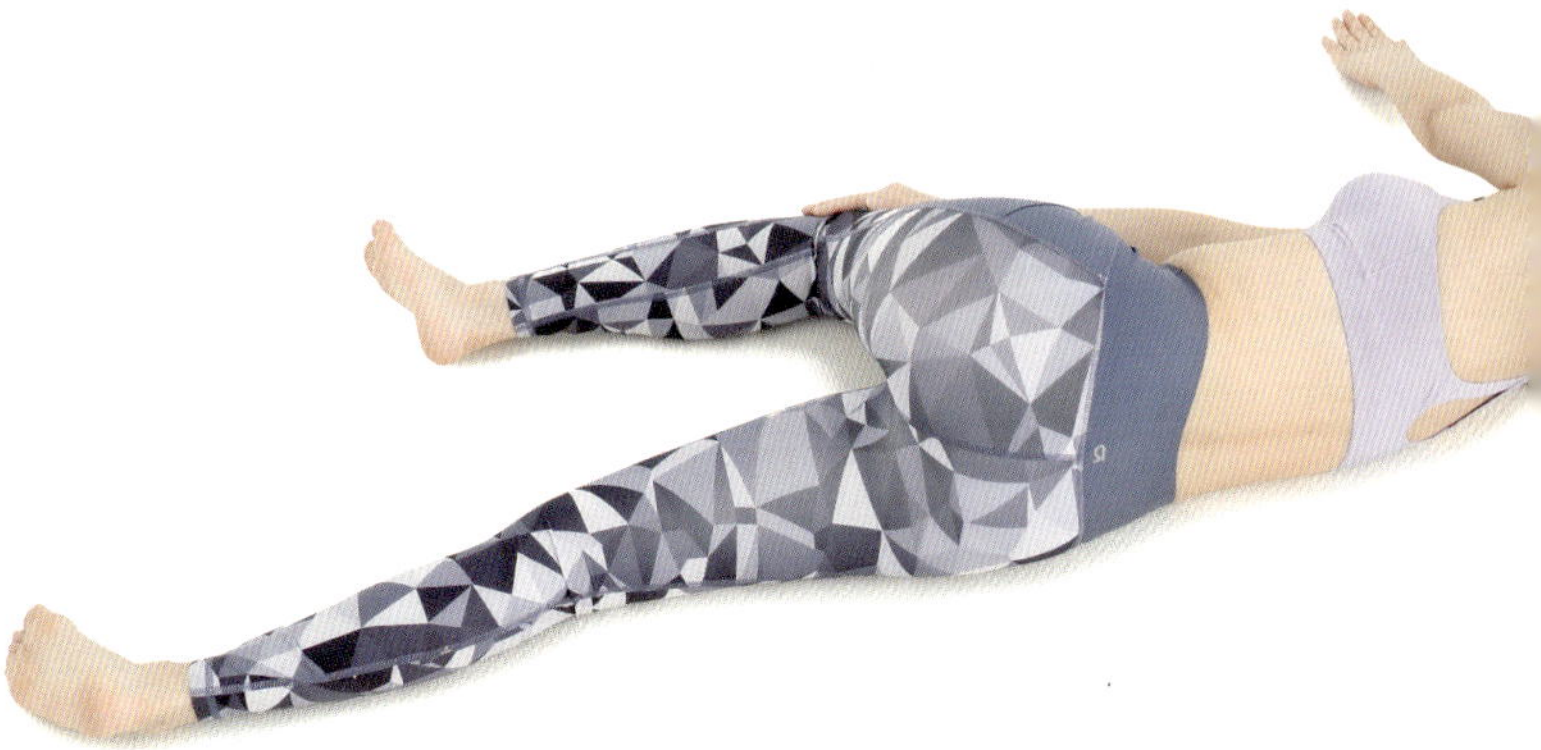

2

上半身を反対側にひねる

床につけたひざが浮かないように手で押さえつつ、腰に痛みがあるほうの腕を伸ばしながら、反対側に上半身をひねる。その体勢を30秒間キープ。回数の目安は、1日1～2回。腰の骨と骨の間を広げるようなイメージで行うと効果的。

※**1**をとばして**2**の動きだけを行わないこと。**1**から**2**への動きが大切です

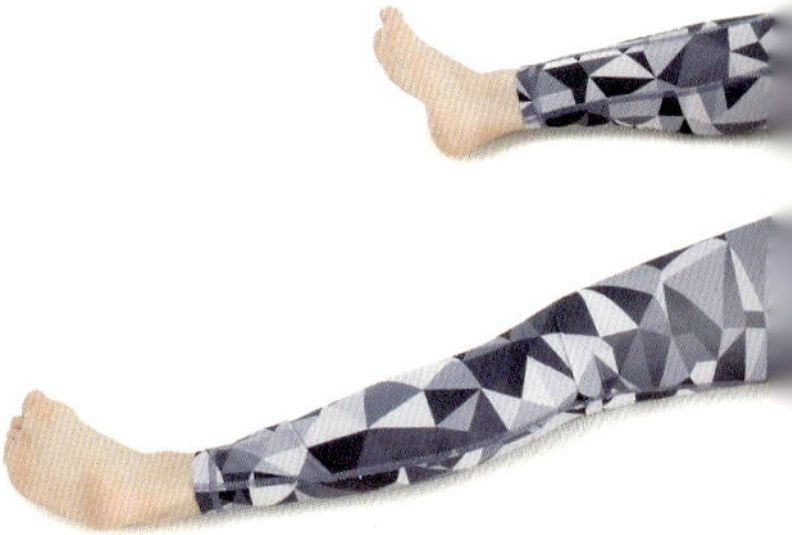

すべての
腰痛・しびれに
おすすめ

不自然な
腰椎のねじれと
負荷を正常化

タオルひねりストレッチ

アンバランスにねじれていた腰椎を正常な状態に引き戻し、負荷を軽減。腰の骨（椎骨）の並びの段差もフラットにするストレッチ。

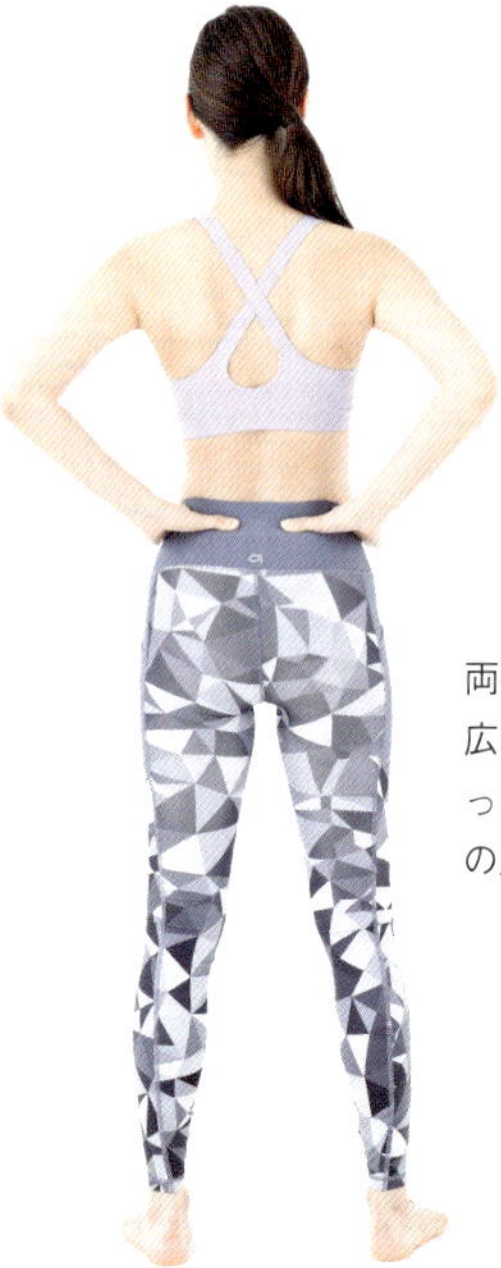

1

最初に“目印”の腸骨を確認

両手の親指と人差し指を広げて、左右の腰骨の出っ張りの上端＝「腸骨」の上端の高さを確認する。

2

指の高さの位置に、帯状に折ったタオルをセット

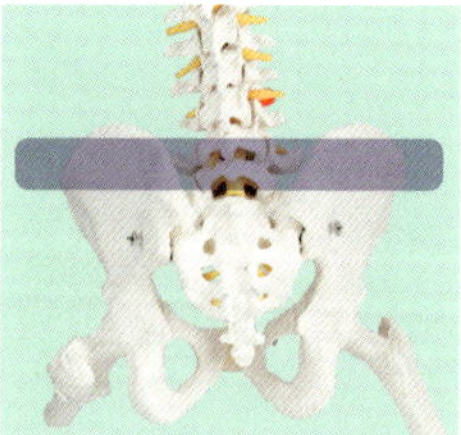

あらかじめ用意しておいた帯状のタオルやバンドの両端を持ち、**1**の高さの位置で水平になるようにセットする。

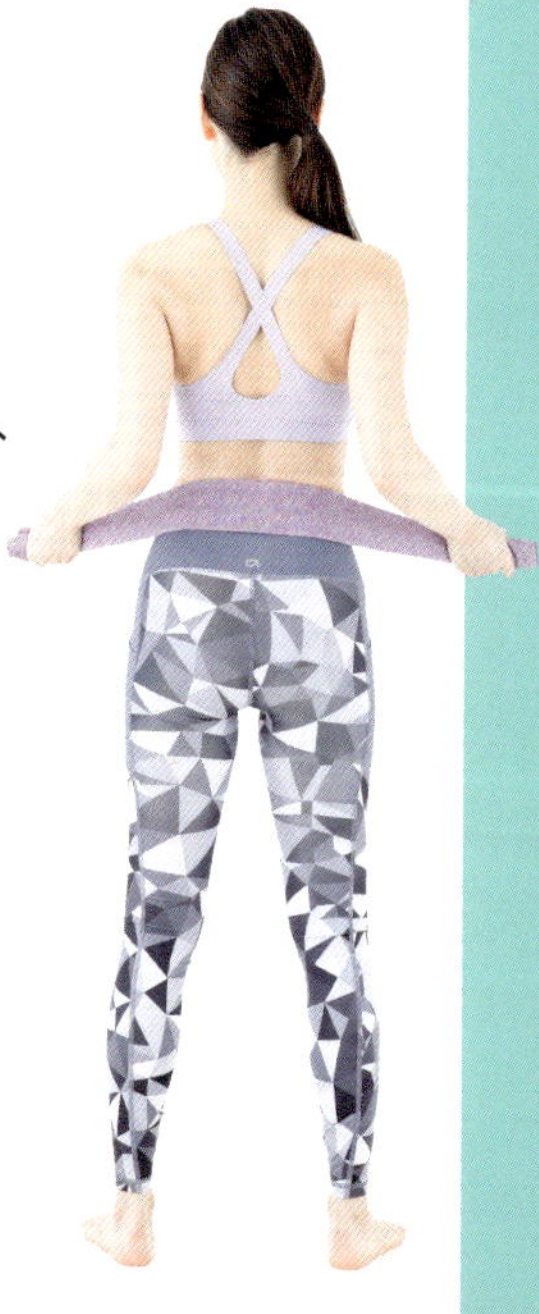

3

上半身を左にひねる

タオルを腰に押し当ててズレないようにしながら、腰から上の上半身だけを左にひねる。

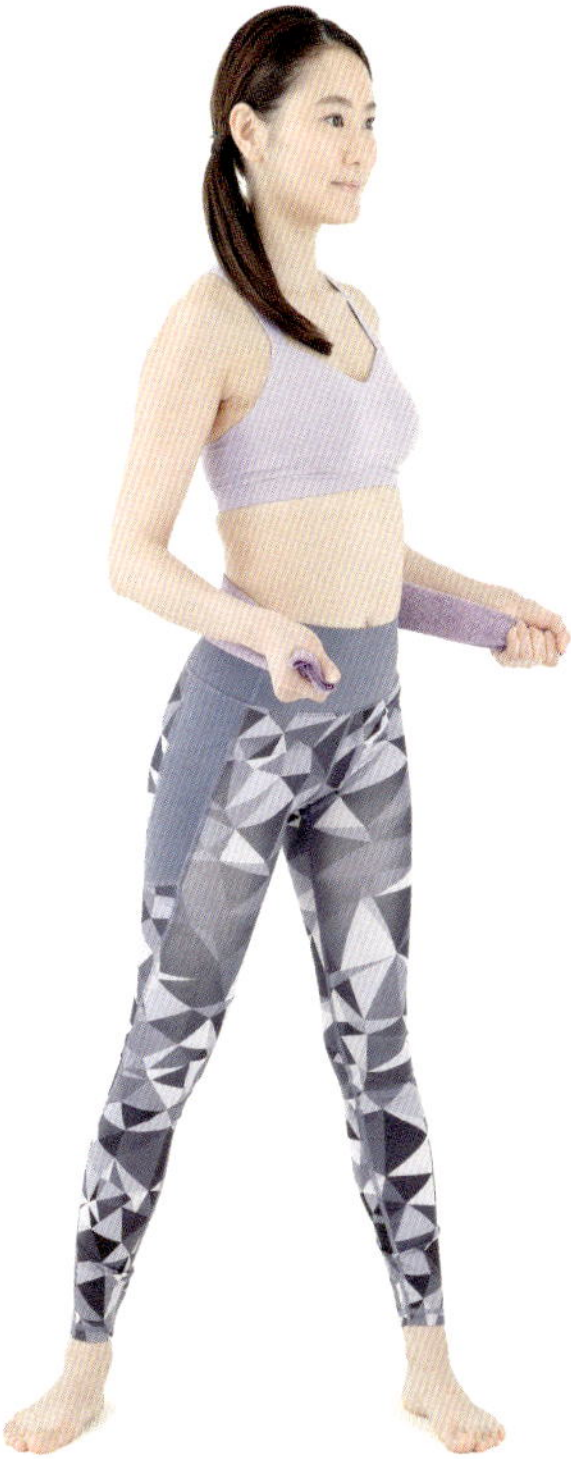

4

上半身を右にひねる

同じくタオルがズレないようにしながら、今度は腰から上の上半身だけを右にひねり、**3**と**4**を30～40回繰り返す。回数の目安は、1日1～3回。痛いほうをできるだけ後ろにひねることを意識すると効果的。

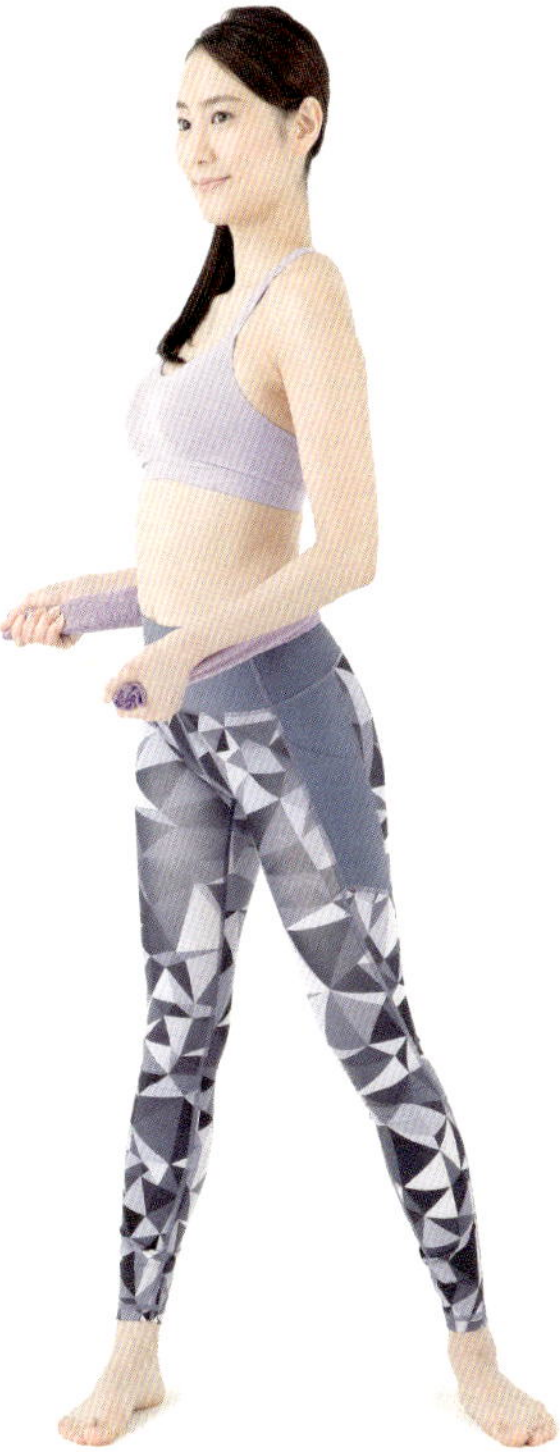

すべての
腰痛・しびれに
おすすめ

腰の動く範囲を
拡大して円滑に
動くようにする

仙腸関節ストレッチ

腰椎の〝土台〟である仙腸関節は、非常に固まりやすいところ。そのポイントを緩めて可動域を広げ、腰周り全体への負荷を減らします。

1

まずは“目印”の尾骨を確認

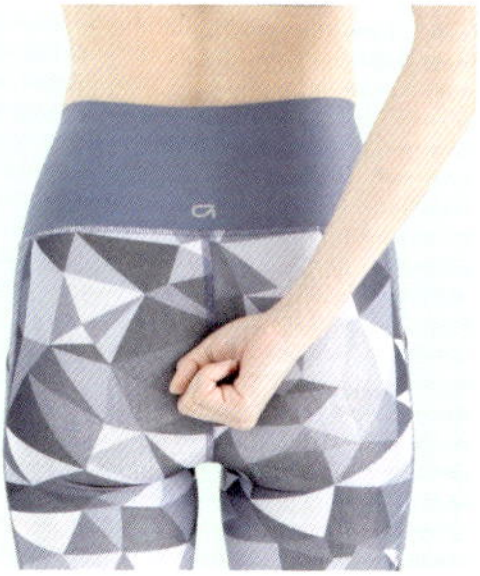

お尻の割れ目の上の出っ張った部分＝「尾骨」を探し、そこに握りこぶしを当てておく。

2

握りこぶしの上にテニスボールをのせる

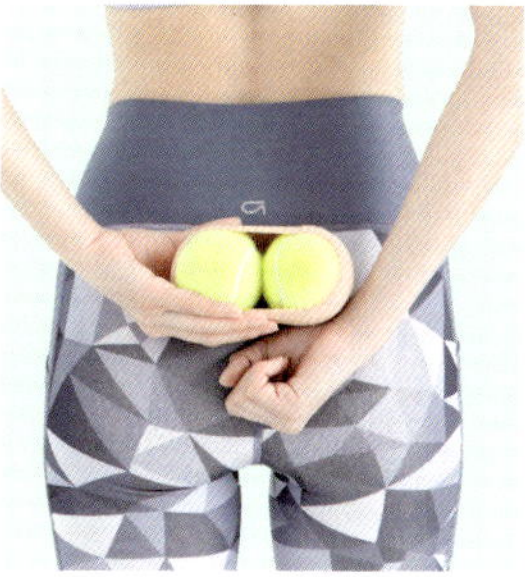

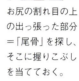

握りこぶしの上の位置＝「仙腸関節」に、あらかじめ用意しておいた２個のテニスボールを左右中央にくるようにのせる。

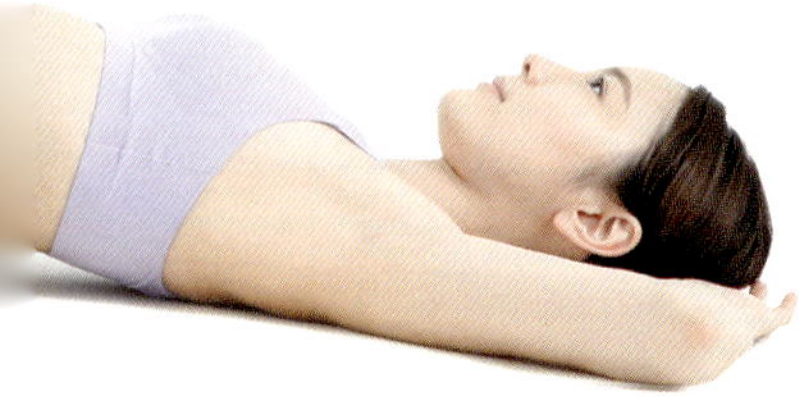

3

仙腸関節へのボールのセット完了

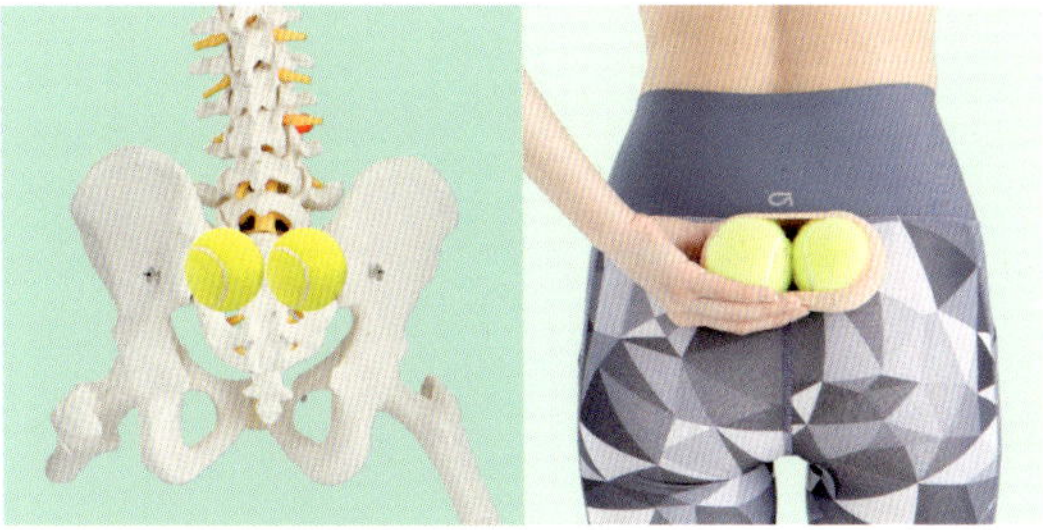

テニスボールの位置はそのままで、握りこぶしだけを外す。これで、仙腸関節へのボールのセット完了。

4

1〜3分間、仰向けに寝る

テニスボールの位置がズレないように注意しながら仰向けに寝て、その体勢を1〜3分間キープ。回数の目安は、1日1〜3回。

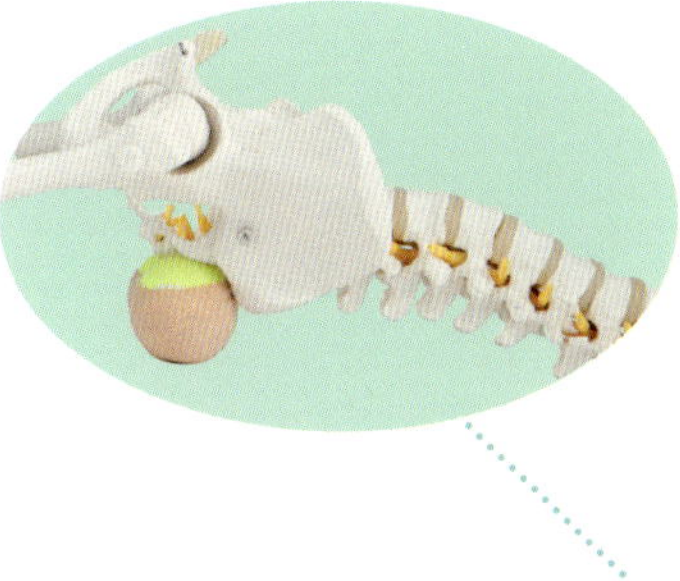

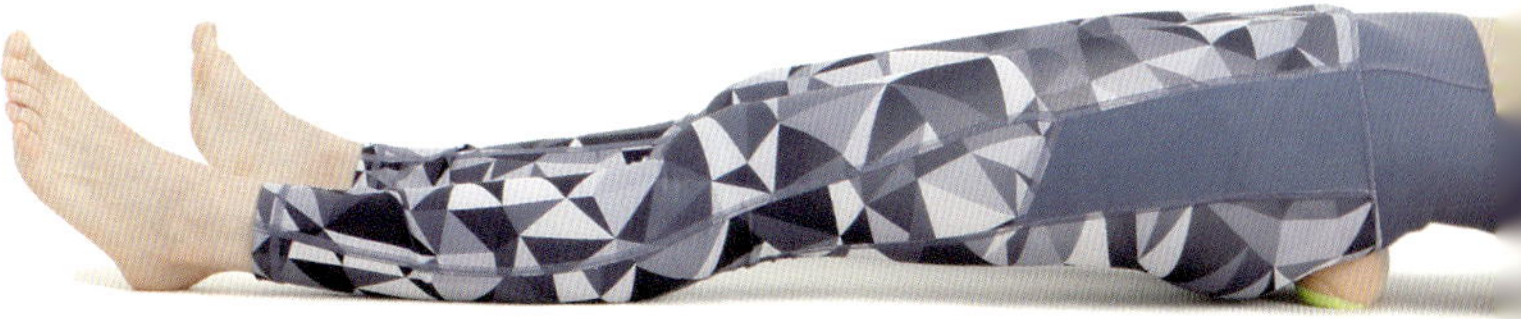

第2章

腰・お尻・脚のトラブルは自分で治せる!

最終段階になる前に痛み・しびれを退治する！

47ページまでの第1章は、**腰痛・お尻のだるさ・脚のしびれ**に対し、とにかく有効なストレッチを「**実践するための内容**」を凝縮させました。2つのセルフチェックがあり、その結果に沿って行うストレッチの具体的なやりかたもあるのですから、いわば**不快な症状を「撃退するための戦術」**を主にご紹介したわけです。

ここからは、腰痛をはじめとした不快症状が「現れるメカニズム」について、少し詳しく触れていきたいと思います。

将棋の対局に例えるなら、第1章が「**戦術の進めかた**」、この第2章は「**対戦相**

手の分析」に相当します。対戦相手の特徴をとらえておけば、不快な症状に打ち勝つ確率はさらに高まっていきます。

そこでまずは、さまざまな種類の腰痛がある中で、**分離症**や**すべり症**がどのような〝位置付け〟になるかを見ていきましょう。

腰の老化には、ある程度決まった進行パターンがあり、一般的には「**前かがみになると痛むタイプ**」の腰痛から重症化していきます。具体的に言うと、「**筋・筋《きん》膜《まく》性《せい》腰痛→椎《つい》間《かん》板《ばん》症《しょう》→椎間板ヘルニア**」といったぐあいです。

ちなみに、**筋・筋膜性腰痛**とは、前かがみばかりの悪い姿勢などで引き起こされた、いわゆる**腰周りの筋肉痛**です。

椎間板症とは、腰《よう》椎《つい》の前方がつぶれ始めることで、5つある椎骨の間にある椎間板が持ちこたえられず、椎間板内部の**髄《ずい》核《かく》**という組織がつぶれて不安定になった状態です。

そして**椎間板ヘルニア**は、つぶれた髄核が外にはみ出し、神経根《しんけいこん》などの神経を直接刺激してしまう状態です。

それでも放置していると、次は「**腰を後ろに反らすと痛むタイプ**」に移行します。こちらも具体的に言えば、「**分離症→すべり症→脊柱管狭窄症《せきちゅうかんきょうさくしょう》**」の順で悪化していくのです。

分離症と**すべり症**については、「はじめに（3〜7ページ）」や「ひと目でわかる！　痛み・しびれの原因と症状（24〜27ページ）」の中で、おおよその内容はご説明しましたね。

それぞれのさらに詳しい内容は以降に譲るとして、ここでは分離症・すべり症と**脊柱管狭窄症**の関連についてお話ししましょう。

腰の脊柱管狭窄症とは、背骨全体（脊柱）の後方で神経が通っている管（脊柱《せきちゅう》管《かん》）が狭くなり、**神経が圧迫されて痛みやしびれが発生**する病気です。つまり、腰の部分で言えば、腰椎後方の構造が崩壊している点で、**分離症やすべり症と共通しています**。

ですから実際、整形外科などで診てもらった患者さんの中には、すべり症と脊柱管狭窄症を同時に宣告されるかたが少なくありません。

痛みやしびれの現れかたにも、非常に似たところがあります。脊柱管狭窄症の代表的な症状である「**間欠性跛行**《かんけつせいはこう》（痛みやしびれで長く歩けない症状）」は、私のクリニックの患者さんだと、**約半数**のすべり症のかたにこの症状が見られるのです。

そうしたこともあり、分離症やすべり症、特にすべり症に関しては、広い意味での脊柱管狭窄症ととらえる考えかたもあります。

ただし一般的には、腰の老化パターンの最終段階である**脊柱管狭窄症の前段階にすべり症**があり、さらにその前に分離症があるということに変わりありません。

主な腰痛の「種類」と「進行」

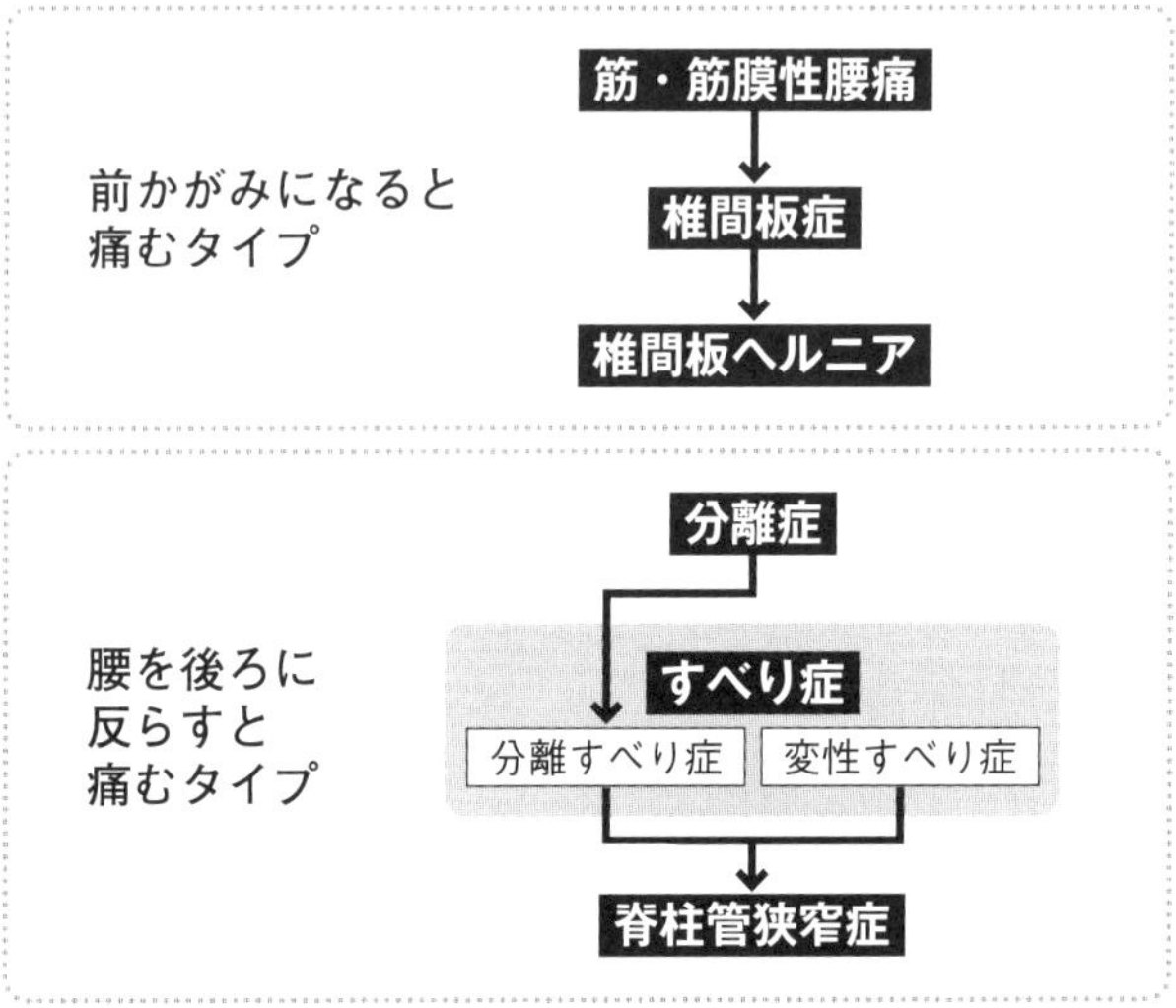

なにが言いたいのかというと、症状がいっそう重症化し、原因もより複雑化する脊柱管狭窄症になる前、つまり、**分離症やすべり症の段階**で、「やるべきこと」「できること」を存分に行い、**腰の老化**にストップをかけ、**痛み・しびれ**を解消していただきたいのです。

そうした「やるべきこと」「できること」が、本書にある内容であるのは言うまでもありません。

分離症で将来を悲観する必要はない

それでは、分離症とすべり症のそれぞれについて、ここまでの内容より少しだけ詳しく見ていきましょう。

誤解されていることもあるようですから、正しいことを知れば、それだけ**痛みやしびれ**の**解消・改善・予防に役立つ**と念頭に置きながら、読み進めてください。

まずは、**分離症**です。

野球・サッカー・クラシックバレエ・バレーボールなどの運動をしている10～20代に発症する例が多く、周りの人たちから「姿勢がいいね」と長年言われ続けているような人にも、よく起こる病気です。これは腰が反りすぎているためです。

ただし当初は、腰周りの筋肉痛と思い込み、**椎骨《ついこつ》の後方にある突起部分が折れて分離している**ことに気づかないケースも多いようです。

腰周りの筋肉痛、つまり**筋・筋膜性腰痛**であるなら、3日もすればたいていは楽になります。しかし、痛みの治まる気配がなければ、分離症を疑ったほうがいいでしょう。整形外科や病院で画像検査を受ければ、分離の有無はすぐにわかります（24ページのイラスト参照）。

保護者がお子さんの様子を見るときは、**3日程度で痛みが治まるか**否かという点、**腰を反らせたときに痛みを訴えるか**否かという点、さらに第1章にある**棘突起圧《きょくとっきあつ》痛《つう》テスト**も併用して、注意深く観察してみてあげてください。

分離症で痛みが出るのは、主に**第5腰椎の下関節突起《かかんせつとっき》と上関節突起《じょうかんせつとっき》の間**が折れて分離状態になり、腰椎が不安定になることによって、神経を刺激するためです（24ページのイラスト参照）。通常、**痛みが現れるのは腰だけ**で、お尻や脚にまで痛みが広がることはめったにありません。

また、分離状態になっても、腰にさえ痛みが現れないかたもいらっしゃいます。それでも、そのまま放っておくことは禁物で、油断していると**分離症を一生患うこ**とになります。年を重ねれば、痛みが現れてきたり、当初は左右一方のみの分離が左右両方の分離になったりもします。

そして、分離すべり症に進行する要因にもなってしまうのです。

ですから、腰椎をコルセットで適宜固定し、手や脚の骨折治療と同じく、**分離部分をくっつかせる（癒合《ゆごう》させる）**ことが肝心です。ハードな運動を控えていれば、2～3カ月ほどで分離部分の癒合が期待できます。

さらに、第1章にあるようなストレッチで、腰への日常的なセルフケアを続けることも、もちろんたいせつなことになります。

もうひとつ、重要なことをお伝えしましょう。

昔は、こうした若年性の分離症が見つかると、スポーツに励む若者の将来をネガティブにとらえる意見が多勢を占めていました。しかし近年では、科学的に行われた実験結果により、そうした考えは誤っていたという説が主流になりつつあります。**腰への適切なケアを続けていけば、悲観的に考える必要はまったくない**のです。

なぜ、腰の骨はすべってしまうのか？

すべり症の一種である分離すべり症は、前項でご説明した分離症に続いて起こる場合が大半です。

画像検査を受ければ、**椎骨の後方にある突起部分が分離**した状態と、その椎骨の**位置がズレている**ことがわかります。つまり、腰椎の並びに段差ができている状態です。

ここで、疑問がわいたかたがいるかもしれません。「今まではすべらなかったのに、なぜ急にすべるようになってしまったのか？」と。

その答えは、**腰椎自体を支えている構造**にあります。

背骨全体（脊柱）はもともと、緩やかなS字カーブを描いた形になっています。腰の部分では、5個の椎骨が縦に積み重なり、前方へ向けて緩やかにわん曲した〝弓形〟になっています。

また、実は腰椎の後方には、「**椎《つい》間《かん》関《かん》節《せつ》**」という関節があります（右のイラスト参照）。これは、上下の椎骨どうしで構成されている関節です。

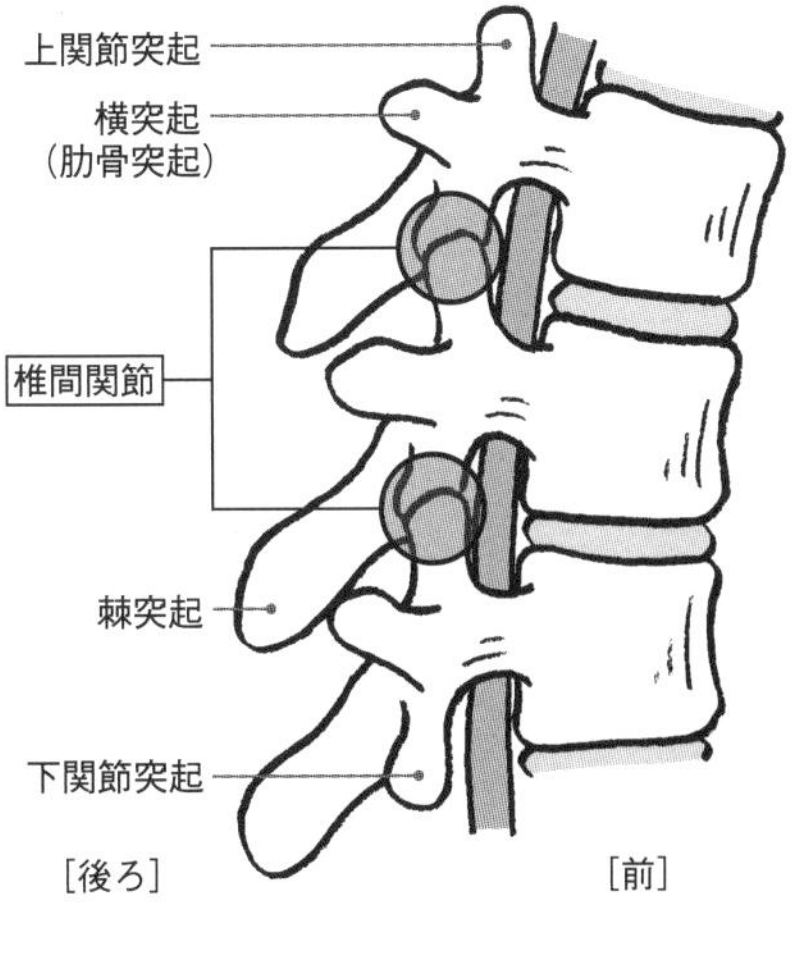

正確に言うと、上に位置する椎骨の**下関節突起**という部分と、下に位置する椎骨の**上関節突起**という部分がつながっている関節です。

勘の鋭いかたは、もうピンときていることでしょう。**分離症**で最もトラブルが起こるのは、**第5腰椎の下関節突起と上関節突起の間**。この部分が左右ともに折れて分離すれば、第5腰椎は、上にある**第4腰椎**とのつながりが失われ、下にある**仙骨**とのつながりも失われているのです。

そのうえ、ここまで椎間関節の構造が壊れていると、腰椎の椎骨どうしの間にある**椎間板**も、機能がかなり低下していると考えていいでしょう。すり減って磨耗《まもう》していたり、内部にある髄核がつぶれたりしていて、「**体の荷重や外部からの衝撃を和らげる**」という本来の機能はじゅうぶんに働かず、腰椎の安定性は大幅に低下しています。

こんな状態で上半身の重みが長期間かかり続ければ、第5腰椎などの位置がどんどんズレてしまうのはうなずけることです。

事実、20代以降で年齢を重ねるにつれ、**分離すべり症**の発生頻度とすべりぐあいはともに増加するという研究結果が報告されています。

そして、第5腰椎などの椎骨がすべれば、骨の後方にある神経の通り道の穴（椎《つい》孔《こう》）の上下の並びにもズレが起こり、その中を走る神経が圧迫されます。枝分かれして下半身へ広がっている神経も刺激されます。

すると、**分離症のときの腰痛が一度治まっていても、腰の痛みが再び現れるようになります**。

腰痛ばかりでなく、**脚の痛みやしびれ**も出現してきます。すべりが発生すると、いわゆる坐《ざ》骨《こつ》神《しん》経《けい》痛《つう》を伴うことが多いわけです。

腰椎周りの組織の老化がすべりを助長

変性すべり症は、腰椎椎骨の分離がなくても起こるすべり症です。分離すべり症よりも患者数は多いとされていて、特に**30代以降の女性**や**高齢者**によく見られる疾患です。

発生するメカニズムは、**分離すべり症とは異なります**。骨の分離がなくても椎骨がすべってしまう原因は、その名のとおり、組織の変性です。**椎骨を支えているさまざまな組織**が、加齢とともに**老化**して変化するため、すべりが起こりやすくなると考えられています。

腰椎には本来、その動きと構造を見事に支えてくれているしくみが備わっています。多種多様な組織の連携に支えられながら絶妙なバランスを保っているのですが、そのしくみが**破たんしかけている**のが変性すべり症です。

例えば**椎間関節**は、たとえ腰椎の突起部分の分離がなくても、加齢による変形などで機能が低下してしまいます。

1つ1つの椎骨の間にある**椎間板**も、年齢を重ねるにつれて磨耗するうえ、悪い姿勢などで偏った圧がかかることなどによって、機能低下を招きます。

また、腰椎は、**数種類の靱帯**《じんたい》（骨と骨をつないで関節を安定させる組織）で覆われているのですが、これらの靱帯も衰えて老化していきます。さらに外側にあり、腰椎の安定や動きのために働く筋肉も、働きぐあいが悪くなっていきます。

こうしたさまざまな組織の変性によって、腰椎はきわめて不安定になり、**第4腰椎や第5腰椎の位置がズレる**、つまりすべってしまうのです。すべる方向は、大多数が前方ですが、後方や左右どちらかにすべるケースもまれに見られます。

いずれにしても、椎骨がすべってしまえば、分離すべり症の場合と同じく、腰椎後方にある**神経の通り道がズレて**、神経は**圧迫・刺激**を受けます。

その結果、**腰の痛み**に加え、お尻や脚の**しびれ・重だるさ・違和感**などを感じるのです。特に**変性すべり症**では、**お尻に強い症状が現れる**という特徴もあります。

ちなみに、すべりの度合いが大きかったり、高齢だったりすると、**間欠性跛行**が現れやすい傾向があります。

「体を丸めれば楽になる」の〝落とし穴〟に要注意

分離症やすべり症と診断された際、医師から「**体を反らさないように**」「**体を丸めていると痛みが出にくい**」とアドバイスされたかたは多いでしょう。

ただし、これらの言葉には、**腰痛を悪化させる〝落とし穴〟**が隠れていますから、注意が必要です。

分離症や**すべり症**は、**腰椎後方**の構造が崩壊してしまい、そこを通る**神経が圧迫**されることで**痛み・しびれ**が生じる病気です。

そのため、確かに体を反らすと、こうした神経の通るスペースをさらに狭めることになり、痛みが強く現れます。

反対に、体を丸めると、腰椎の後方部分は広がり、神経の通るスペースに余裕ができるので、痛みを感じにくくなるのも事実です。

とはいえ、いくら楽だからといっても、体をいつも丸め、前かがみの姿勢でいるのはいただけません。

前かがみばかりの姿勢を取っていても、分離症やすべり症による**痛み・しびれが根本的に治ることはありません**。しかも、それだけではなく、今度は**椎間板ヘルニ**

アなどによる痛みやしびれを誘発してしまうのです。

51～52ページでお話しした、腰の老化の話を思い出してみてください。もう一度確認しておくと、一般的には「**前かがみになると痛むタイプ**」の腰痛が重症化していき、分離症やすべり症が含まれる「**腰を後ろに反らすと痛むタイプ**」に移行するのが、一般的なパターンです。

ということは、腰のトラブルが**分離症・すべり症**に至るまでには、**椎間板ヘルニア**や**筋・筋膜性腰痛**などの腰痛を経験していることになります。

実際、分離症やすべり症の患者さんたちに話をうかがうと、過去には椎間板ヘルニアに特有な症状を経験しているケースが大多数です。

これは見かたを変えれば、たとえ直近の診察で分離症・すべり症と診断されていても、**潜在的には椎間板ヘルニアなどの要素をすでに抱えている**ことを意味しています。

にもかかわらず、ここで前かがみの姿勢を頻繁に取るようにしたらどうなるでしょう。

そもそも、椎骨がすべった状態になると、椎骨どうしの間にある椎間板の位置もズレていきます。

しかも、その**椎間板**は、すでにお話ししたように、すり減って**磨耗していたり、内部にある髄核がつぶれたり**している状態です。

前かがみの姿勢を続けていれば、**椎間板内部の髄核はよりいっそうはみ出しやすく**、そのはみ出したヘルニア部分が**神経を圧迫しやすい**環境を自ら作り出すことにつながるのです。

実際、私のクリニックの患者さんの中には、初診で詳しく話をうかがうと、すべり症になった後、体を丸めることが癖になってしまい、椎間板ヘルニア特有の症状が現れ始めたというかたがいらっしゃいます。

こうなると、最終的には「**体を反らしても丸めても腰が痛い**」という状態になり、すべり症に特徴的な**お尻のしびれ・重だるさ**などの症状と、椎間板ヘルニアによる影響が併発して現れるため、相乗的に症状が悪化してしまうのです。

楽になるという理由で、**分離症**や**すべり症**のかたが常に体を丸めて前かがみでいることは、**その場しのぎの対処法にしか過ぎません**。それどころか、そう遠くない将来には、**いっそうつらい状況を生み出しかねない**ということを、今後はぜひ意識するようにしてください。

このような事態に陥らないためには、やはり現在の腰周りの状態をきちんと把握し、しっかり矯正する必要があるのは間違いありません。

そのための**最適な方法**こそが、第1章にあるセルフチェックとストレッチです。皆さんの抱えるトラブルの「ほんとうの原因」を突き止め、その原因に深く関連している**腰周りの構造・状態をよくする**ものになっています。

だからこそ、痛みやしびれの解消・改善効果があり、不快な症状の〝**負の連鎖**〟**を根本から断ち切る**ことができるのです。

薬や手術に頼らなくても、不快な症状はセルフケアで治る！

本書の冒頭からの内容で、分離症やすべり症には「ちょっとややこしい病気」という印象を持ったかたは少なくないと思います。

・**分離症**や**すべり症**と診断されていても、それらが100%完全な原因となって痛み・しびれが出るケースは**1～2割**しかいない。

・残りの8～9割は、分離症・すべり症の「**腰を後ろに反らすと痛むタイプ**」の原因と、**椎間板ヘルニア**などの「**前かがみになると痛むタイプ**」の原因がミックスされていて、痛みやしびれが現れている。
・さらに、ほんとうに分離症やすべり症だとしても、体を丸めてばかりいると、今度は**椎間板ヘルニア**などの症状を誘発してしまう。

特に重要なポイントをこのように列挙しただけでも、ややこしい印象を持つ気持ちはよく理解できます。しかし、それらは**すべて事実**であり、事実であるからこそ、念頭に置いていただきたいのです。

そうすれば、第1章の**セルフケア**はもちろん、第5章にある**日常生活の工夫**を実践するうえでも必ず役に立つはずです。

薬や手術についての質問も非常によく受けますので、この章の最後に触れておきましょう。

整形外科や**病院**で、分離症やすべり症と診断されると、痛みを抑えるために薬を処方されることはよくあります。

代表的なものとしては、痛みを抑えるための**消炎鎮痛薬**《しょうえんちんつうやく》、血流を改善させる**血管拡張薬**、筋肉の緊張を和らげる**筋弛緩薬**《きんしかんやく》、神経組織の回復を狙う**ビタミンB_{12}製剤**などが挙げられます。また、痛みの原因とされる部位に、**局所麻酔薬**や**ステロイド薬**を注射する**ブロック療法**もよく行われています。

これらを経験したかたは非常に多いでしょうが、こうした治療法はすべて、「時間限定で一時的に症状を軽減するだけ」の**対症療法**に過ぎません。

どうしてもつらいときは力を借りてもかまいませんが、〝その場しのぎの対症療法〟に甘え続けていると、腰の異常はじわじわ進行し、より強く複雑な症状がいつ現れても不思議ではない状態になりかねません。

分離症やすべり症に対して標準的に行われている**手術**には、皮膚を切開して神経への圧迫部分を摘出する「**除圧術**」、すべったりグラついたりしている腰椎の椎骨を金具で留める「**固定術**」などがあります。

最近では、体への負担は少ないとされる、内視鏡を入れて行う除圧術もあるようです。ただし、圧迫部が何カ所もあるような場合には適さないとされています。

このようにご説明してきましたが、手術に対する私の考えは一貫しています。手術を受けるか否かは、**神経・血管・筋肉などを損傷**するリスク、**感染症**などにかかるリスク、担当医の腕の善し悪しが前もってわかりづらいというリスクなどを考慮して、くれぐれも**慎重に判断していただきたい**ということです。

「手術を受けたのに症状が残っている」という患者さんは、枚挙にいとまがないのが実情です。

また、手術の直後は症状が治まっていても、**悪い姿勢**や**生活習慣**を続けていれば、**再発するのは目に見えています**。繰り返しになりますが、仮に分離症・すべり症の問題は解決されとしても、**椎間板ヘルニア**の症状が強く現れることもあるのです。

ですから、手術は絶対的なものではありません。そのことはくれぐれも忘れずにいてください。

手術を検討すべきケースは、**排尿障害**が起こっている場合です。

なぜなら、排尿障害が現れているということは、神経の圧迫が脊髄の中央部分まで及んでいて、かなり重度の状態に進行している可能性が高いからです。

ただし、ここまで症状が悪化しているかたは、腰に関連したトラブル全体の1％ほどしかいません。

つまり、ほとんどの人たちは、適切な**セルフケアを3カ月から半年**ほど続けてみて、それでも改善の兆しがないときに、手術を考慮すればいいと思います。

次の章では、そのセルフケアの核心、つまりは第1章でご紹介したストレッチの数々が、**効果をもたらす理由**を詳しくお話ししていきます。

トラブルに関わる**腰の関節**や**筋肉に直接的にアプローチ**することが、**痛みやしびれの解消・改善**に効率的に役立つことをおわかりいただけるはずです。

第3章

なぜ、簡単ストレッチで痛みやしびれが消えるのか

複数の優れた作用で幅広い効果！

それでは早速、私がおすすめしている各種ストレッチが、痛みやしびれの解消に効く理由について、ご説明していきましょう。第2章の冒頭のように将棋に例えるなら、**痛みやしびれに打ち勝つための「持ち駒」**の特徴をお話ししていきます。

まずは、**「分離症・すべり症特効ストレッチ**（32ページ参照）」です。

このストレッチは、本書の20ページにある**「棘突起圧痛《きょくとっきあっつう》テスト」で痛みを感じた人だけ**が行うべきものです。腰の痛み、お尻・脚の重だるさやしびれなどのほんとうの原因が、分離症・すべり症とチェックできたことで、**腰周りの構造をしっかり矯正する**という狙いがあります。このストレッチに備わった、いくつもの優れた作用を順に解説していきます。

1つめは、「**仙骨《せんこつ》の角度を矯正する**」作用です。

仙骨とは、腰椎《ようつい》を構成している5個の椎骨のすぐ下にある骨です。背骨をお尻のほうから腰に向けて下から見ると、いちばん下にしっぽのような**尾骨《びこつ》**があり、その上に仙骨が接続し、さらに仙骨の上に**第5腰椎**がのり、第5腰椎の上に**第4腰椎**がのった構造になっています。

このストレッチでは、**下側にあるテニスボール1個を尾骨に当てます**。ただし、この尾骨はごく小さな骨であり、テニスボールの大きさがあれば、実際は仙骨の最下部にも当たっていることになります。

また、使用するテニスボール3個は逆三角形の形でくっつけられているため、こうした要領でボールをセットすれば、残り2個のテニスボールは自動的に**仙骨上部の左右**に当たることになります。

仙骨の角度が矯正されるイメージ

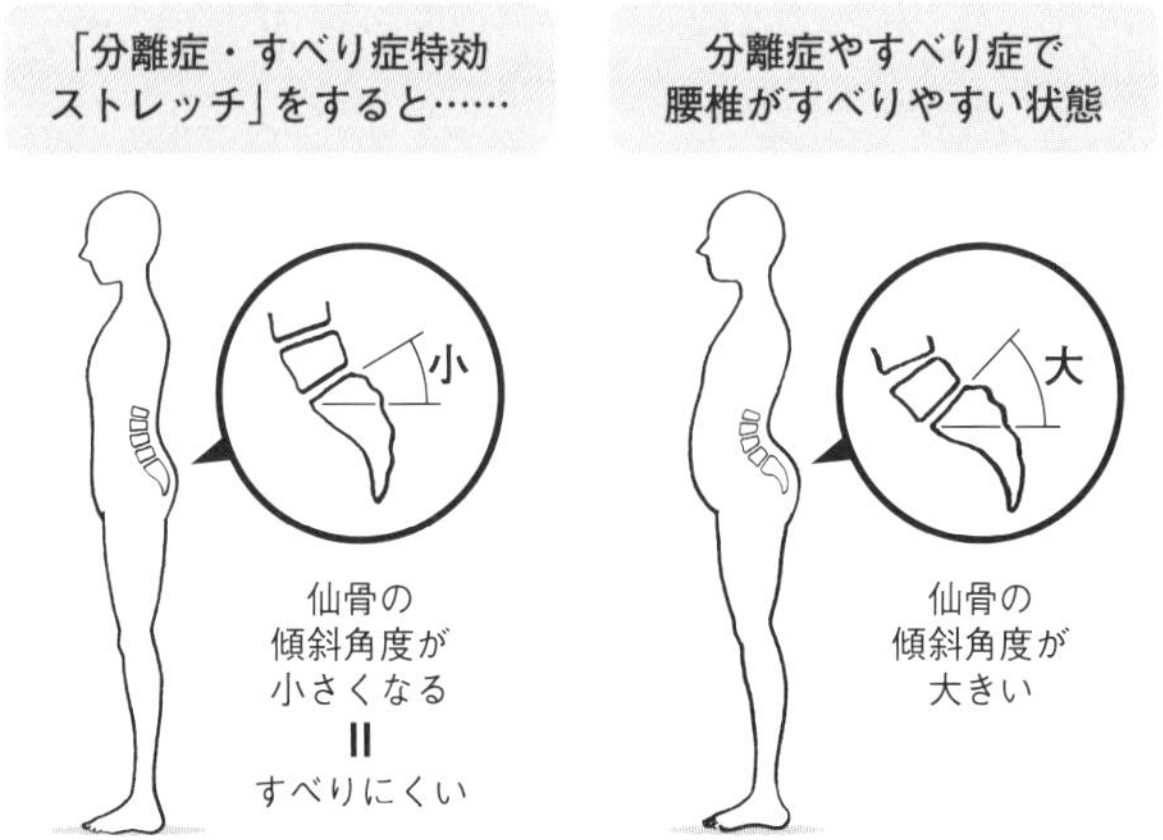

いわば、**３個のテニスボールで、仙骨を取り囲んだ状態**になっています。

そのまま床に座って前屈すると、体の重みが仙骨へ直接伝わり、**仙骨を前方へ押し込むような形**になります。つまり、前に倒れているような状態だった仙骨の角度は、自然と小さくなります（上のイラスト参照）。そのため、椎骨のすべりの抑制や改善にプラスに働くのです。

第２章でご説明したすべりの発生メカニズムでは、内容が複雑になりすぎるのであえて触れませんでしたが、実は**仙骨**

の角度は、**椎骨のすべりぐあい**に影響を与えています。

つい先ほどお話ししたように、腰椎は仙骨の上に、第5腰椎、第4腰椎と縦に連なっていくのですから、第5腰椎の下にある仙骨の傾斜角度が大きければ大きいほど、上にのる椎骨は**前方へすべりやすく**なります。「いつも姿勢がいいね」と言われ続けてきた人や、腰を反る運動を長年している人などは、まさにこうした腰の状態になっています。

だからこそ、分離症・すべり症特効ストレッチが大いに役立ちます。このストレッチで仙骨の傾斜角度を小さくすれば、**必然的にすべりが起こりにくくなる**のです。

2つめの作用は、「**椎間関節《ついかんかんせつ》を広げる**」というものです。

椎間関節とは、腰椎の後方にあり、上に位置する椎骨の下関節突起《かかんせつとっき》と、下に位置する椎骨の上関節突起《じょうかんせつとっき》がつながって構成されている関節です（59ページのイラスト参照）。**分離症**の状態では、この〝つながりの部分〟の構造が崩れていて、すぐそばを走る神経を刺激することで痛みが発生しています。また、**すべり症**の状態でも、1つの椎骨が前方などにすべることによって、骨の後方にある神経は圧迫・刺激を受け、痛みが生み出されています。

そこで、仙骨を固定するようにテニスボールを当てて、前屈することにより、腰椎後方にある**椎間関節**を効率的に広げることができます。

しかも、特に広がるのは、分離症やすべり症のトラブルが起こりやすい**第5腰椎と仙骨の間**や、**第4腰椎と第5腰椎の間**。ですから、神経を圧迫したり刺激したりする度合いが減り、**痛みやしびれの改善・解消**に役立つのです。

そして、最後の3つめは、「**固くなった筋肉を柔軟にする**」作用です。

腰やお尻周りに不調がある人、腰椎が不安定な状態になっている人、姿勢が崩れている人などは、さまざまな筋肉に〝**余計な負荷**〟がかかっているケースが少なくありません。なかでも、大きなしわ寄せが及ぶのは、**脊柱起立筋**《せきちゅうきりつきん》という背骨に沿って縦に伸びる筋肉や、**大殿筋**《だいでんきん》をはじめとするお尻の筋肉です。

このストレッチをすれば、前屈によって**脊柱起立筋**を、テニスボールに乗ることによって**大殿筋**を刺激できます。そのため、コリ固まった筋肉が柔軟になり、腰の動きがスムーズになったり、腰椎の安定をサポートする力がアップしたりする効果があるのです。

なお、繰り返し言いますが、分離症・すべり症とは反対の腰痛タイプ、つまりBタイプの「**前かがみになると痛むタイプ**」に相当する椎間板《ついかんばん》ヘルニアの要素をかなり抱えているかたは、**このストレッチを行わないようにしてください**。仙骨を前方に押し込んだり、前屈をして椎間板の前方への圧を高めたりすることが、状態の悪化につながりかねないからです。

しかし、「やるべき人」が実践すれば、今お話ししたような作用が働きますから、トラブルを根本から解消するうえで非常に有効なストレッチなのです。

腰椎の段差を整えて「楽なポジション」をつかむ！

次に、「**腰椎フラットストレッチ**（34ページ参照）」を見てみましょう。

こちらは特に、すべり症で段差のできた**腰椎の並びを矯正**するうえで有効です。

正しい位置にテニスボールをセットすると、上側にあるテニスボール2個が、**第4腰椎**や**第5腰椎**の横突起《おうとっき》（解剖学上の正式名称は肋骨突起《ろっこつとっき》）に引っかかるように当たります。そして、下側にある残り1個のボールは、**仙骨上部**の中央に当たります。

この状態で床に寝れば、体の重みが無理なくかかり、**腰椎から仙骨にかけてのラインを整える**作用が働くのです。

「棘突起圧痛テスト（20ページ参照）」で痛みがなく、Bタイプの「**前かがみになると痛むタイプ**」に相当する椎間板ヘルニアの要素をかなり抱えているかたは、**このストレッチを行わないようにしてください**。

しかし一方、棘突起圧痛テストで痛みを感じた人、つまりほんとうに分離症やすべり症でトラブルが起こっているかたでは、実践しているうちに「**楽になった**」という感覚に気づくかたも多いはずです。その感覚が出てきたら、効果をさらに高めるチャンスです。

ストレッチをしている最中、「自分の腰が楽になるポジション」に意識を集中し、**そのポジションを体で覚えましょう**。そして、日常生活を送っているときも、そのポジションを心がけるようにするのです。

ちなみに、このストレッチでは棘突起圧痛テストのように**腰椎背面の中央にある棘突起を押すことはありません**。なぜなら、丸いテニスボールを3つ使ってストレッチをしているからです。

第４腰椎の棘突起は、上側にあるテニスボール２個の上端に空間ができることによって、**圧迫されません**。**第５腰椎の棘突起も**、３つのテニスボールのちょうど真ん中にできる空間によって、**圧迫されない**というわけです。

ですから、このストレッチは安全で、誰でも効率的に腰椎の並びを整えられるものです。自分で言うのは少しはばかられますが、なかなかよくできたストレッチだと思うのです。

お尻の痛み・しびれを消す特効ストレッチ

お尻の**痛み**・**重だるさ**・**しびれ**などが、すべり症のかたによく出現することは、すでにお話ししました。これらの解消法としてうってつけなのが、「お尻ストレッチ（36ページ参照）」です。

お尻の痛み・しびれに関わる神経

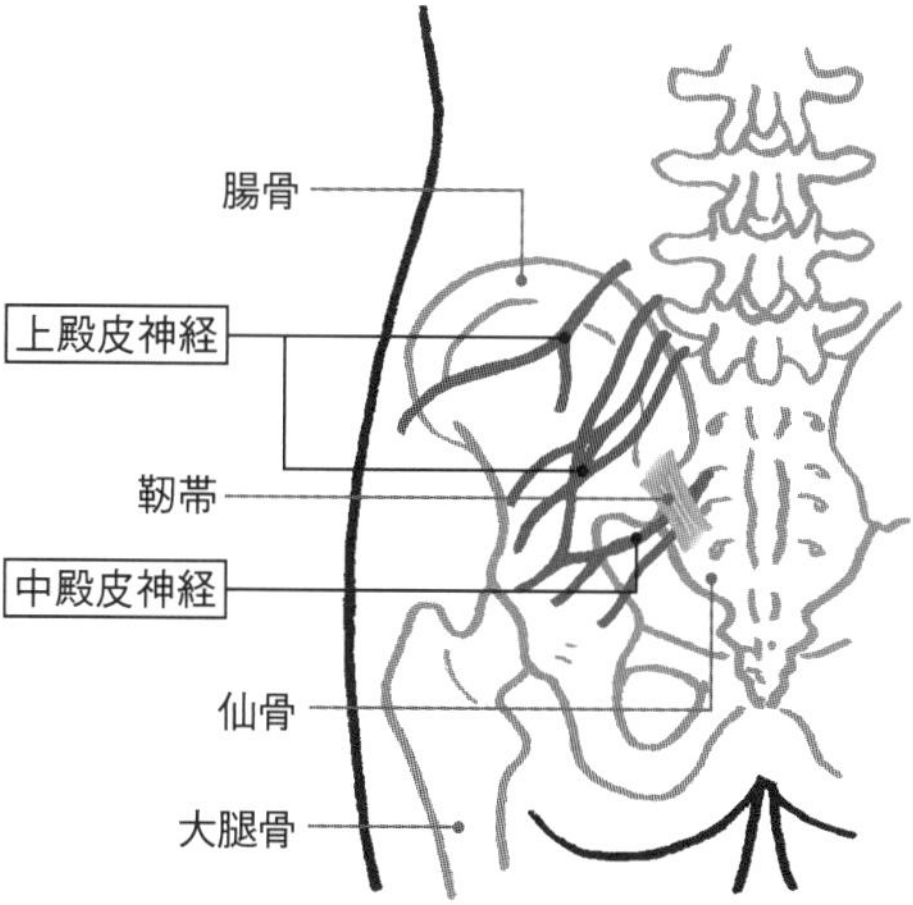

このストレッチも、テニスボールの当たる位置が、症状解消のためのカギになっています。3個のボールによる刺激が、お尻を通る**3種類の神経を締め付けから解放**するのです。

3種類の神経とは、「**上《じょう》殿《でん》皮《ひ》神《しん》経《けい》**」「**中《ちゅう》殿《でん》皮《ひ》神《しん》経《けい》**」「**坐《ざ》骨《こつ》神《しん》経《けい》**」で、いずれもすぐそばにある筋肉や靭《じん》帯《たい》によって締め付けられます。これらのうち、お尻の痛み・重だるさ・しびれに深く関係しているのが、**上殿皮神経**と**中殿皮神経**（上のイラスト参照）の締め付けです。そして坐骨神経の締め付けは、脚のしびれの原因になります。

上殿皮神経においては、インナーマッスルである**中殿筋**や**小殿筋**《しょうでんきん》の過剰な収縮・緊張・硬化によって、神経が腸骨との間に挟まれて締め付けられます。

中殿皮神経では、仙骨と腸骨をつなぐ靭帯の硬化によって締め付けられます。また、仙骨から太ももの骨（**大腿骨**《だいたいこつ》）の最上部（大転子《だいてんし》）につながっているインナーマッスル＝梨状筋《りじょうきん》の硬化によっても、同様に締め付けが起こります。

坐骨神経も、同じく固くなった梨状筋によって締め付けられます。

そしてさらに、お尻の筋肉の〝多層構造〟の中で最も外側にあり、ほぼ全体を覆っている**大殿筋**まで固くなれば、これらの神経への締め付け度合いはいっそう高まってしまいます。

こうした状況を、3個のテニスボールの刺激が救ってくれます。

それぞれを具体的にご説明しましょう。

三角形の頂点になるボールの位置は、腸骨の上端の縁から下に向かって伸びる「**上殿皮神経**」のある場所にぴったり相当します。

そして、固くなっている中殿筋や小殿筋を刺激して緩め、この上殿皮神経への締め付けを解消してくれます。

また、お尻の穴に近いところのボールの位置は、仙骨から腸骨に向かって伸びる「**中殿皮神経**」のある場所に相当します。

ここにテニスボールからの刺激が伝われば、密接している**靭帯**は硬化した状態から柔軟性を取り戻し、すぐそばにある**梨状筋**が緩みます。その結果、やはり神経は締め付けから解放されます。

最後のひとつ、体の側面に近いほうのボールの位置は、お尻から脚に向かって伸びる「**坐骨神経**」の通り道です。

この神経への締め付けが解消されるのは、中殿皮神経の場合と同じく、テニスボールからの刺激が**梨状筋**に伝わるからです。

もちろん、いちばん外側で広い範囲にある**大殿筋**も、3個のテニスボールによる刺激で緩ませることができます。

また、先ほどもお話ししたとおり、**梨状筋**とは、仙骨と太ももの骨の最上部の間にある筋肉です。ですから、お尻の穴に近いほうのボールの位置は**梨状筋の起始部**（始まる部分）に当たり、体の側面に近いほうのボールの位置は**停止部**（終わりの部分）になります。「別々のボールの位置なのに、梨状筋がなぜ2回も出てくるのか」と不思議に思ったかたがいらっしゃるかもしれませんが、筋肉のあるところを知れば、疑問はなくなるはずです。

さらに付け加えると、筋肉には「骨に付着する**起始部・停止部の両端が特に固くなりやすい**」という特徴があるのですが、このストレッチでは**梨状筋**の起始部と停止部だけでなく、**中殿筋**の起始部にもテニスボールを当てることになるので、**効果は抜群**です。

筋肉がほぐれることで血流もアップし、お尻から脚にかけての**痛み・重だるさ・しびれの解消を後押し**しますから、これらの症状に悩んでいるかたはぜひ試してみてください。

神経・血液の流れを改善し、坐骨神経痛を撃退

前項でご説明したストレッチは、お尻の重だるさ・しびれの解消に特に有効なものでした。これからお話しする「**脚振りストレッチ**（38ページ参照）」は、**脚のしびれ**など、いわゆる**坐骨神経痛《ざこつしんけいつう》の解消によく効く**セルフケアです。

力をなるべく入れないようにしながら、脚を振り子のように大きく振り続けると、

脚の付け根周りの**前面**と**背面**を、**同時にうまくストレッチ**できます。

脚を前方に向けて振るときは、お尻が全体的に伸ばされる。逆に、後方に向けて振るときは、振っている脚の鼠径部《そけいぶ》からおへそあたりまでの範囲が伸ばされる——。こうしたメカニズムが働くのです。

そして、お尻全体を適度に伸ばすことは、前項でお話ししたような**大殿筋・中殿筋・梨状筋**などの硬化を解消し、**上殿皮神経・中殿皮神経・坐骨神経の締め付けを解放**することにつながります。

一方、鼠径部からおへそあたりまでを適宜伸ばすことは、**腰椎**と**大腿骨**の間にある**腸腰筋《ちょうようきん》**や、**大腿四頭筋《だいたいしとうきん》**という太ももの筋肉の付け根部分に柔軟性を持たせ、腰から脚へ伸びる**大腿神経などの締め付けを解く**ことになります。

こうして、下半身を担うたいせつな神経の〝大もと部分〟の圧迫をなくせば、神経の働き・流れは当然よくなります。

また、お尻や鼠径部から足先への血流がよくなることもメリット大です。

血流障害が起こると、筋肉を構成する筋繊維や、圧迫されていた神経などから放出される発痛物質がうまく回収されず、しつこく鈍い痛みやしびれを感じやすくなります。しかし、血流が改善されれば**発痛物質は回収され、不快な症状をしっかり食い止められます**。

なおかつ、脚を前後に大きく振ると、腰は少し反ったり丸まったりの動きを繰り返すことにもなります。そのため、**腰椎の不自然なバランスを矯正**するうえでも、功を奏するストレッチなのです。

腰痛解消には見逃せない2つのポイントを同時ケア

「**腸腰筋ストレッチ**（40ページ参照）」のメインターゲットは、文字どおり腸腰筋です。

前項でも触れましたが、この筋肉は**腰椎**と**大腿骨**の間にあり、腰痛があるとかなり固くなり、機能の低下を招いていることが多々あります。ですから、このストレッチで集中的にケアし、機能の活性化を図りましょう。

腸腰筋が本来の機能を取り戻すと、この筋肉が最上部で接続している**腰椎の動きはぐっとスムーズ**になり、**腰痛の解消・改善・予防**のすべてを後押しします。

テレビ中継などで、プロのアスリートが同じ動きをしている光景を見たことがあるかたもいらっしゃるでしょう。それほど高い効果が備わったストレッチなのです。

また、腸腰筋の最下部は、大腿骨の最上部にくっついているため、**股関節痛の対策にもいい**ことも付け加えておきましょう。

このストレッチでは、仙骨と腸骨の境目にある**「仙腸関節《せんちょうかんせつ》」を押し、この関節**

の機能を向上させることもできます。

仙腸関節の機能向上についての内容は、専用のケア法である「仙腸関節ストレッチ」の説明（98ページ参照）に譲りますが、とにかく腰の痛みをよくするには見逃せないポイントです。

もし、テニスボールを使ったストレッチに「あまり効果がないな」と感じることがありましたら、ぜひ腸腰筋ストレッチを行ってください。かなりの効果を期待できるでしょう。

「ひねる」「回旋する」が功を奏する理由とは？

「**体ひねりストレッチ**（42ページ参照）」と「**タオルひねりストレッチ**（44ページ

参照）」は、一見するとよく似ていますが、実はそれぞれに異なった特徴があります。

まず、**体ひねりストレッチ**のほうは、痛む側の**腰椎の間のスペースを広げ**、過剰にかかっていた**プレッシャーを軽減**する作用が秘められています。

また、ひざを床につけた状態でひねるので、お尻全体を気持ちよく伸ばすことにもなり、**固くなっていた大殿筋や中殿筋などをほぐす**ことにもなります。

これらのメカニズムが働くと、腰の関節や筋肉など全体の動きがよくなり、腰からお尻にかけての痛みにも軽減効果が現れるはずです。

タオルひねりストレッチのいちばんの狙いは、ずばり**腰椎の回旋《かいせん》**です。

タオルを当てる位置は、**第4腰椎**と**第5腰椎**のところです。ここを意識しながら着実に回旋させると、「椎骨のすべりのせいで腰椎にアンバランスな力がかかる→**腰椎が不自然にねじれる**」という不自然な状態を矯正することができます。

また、ストレッチを継続していると、**腰椎のズレた並びを整える**効果もあります。これは、椎骨が前方にすべった場合でも、後方にすべった場合でも、変わりはありません。

重い百科事典が5冊ほど積み重なっている場面を想像してください。

あなたがそこで、いちばん下、あるいは下から2番目の事典を動かそうとしても、なかなかうまくいかないはずです。しかし、そこで事典を左右に動かして回旋させる動きをしてみると、意外と簡単に事典は動きます。

これと同じように、**椎骨も回旋させると、動きやすくなる**のです。そして、動くようにさえなれば、腰に悪いことなどでもしていない限り、椎骨は本来あるべき位置に少しずつ戻っていくのです。

こうした変化は、たった今お伝えした**すべり症**でももちろん現れますが、**椎間板ヘルニアともなると、いっそう顕著**に現れます。ほんの少しだけ工夫する意識を持

腰椎の回旋で効果が現れるメカニズム

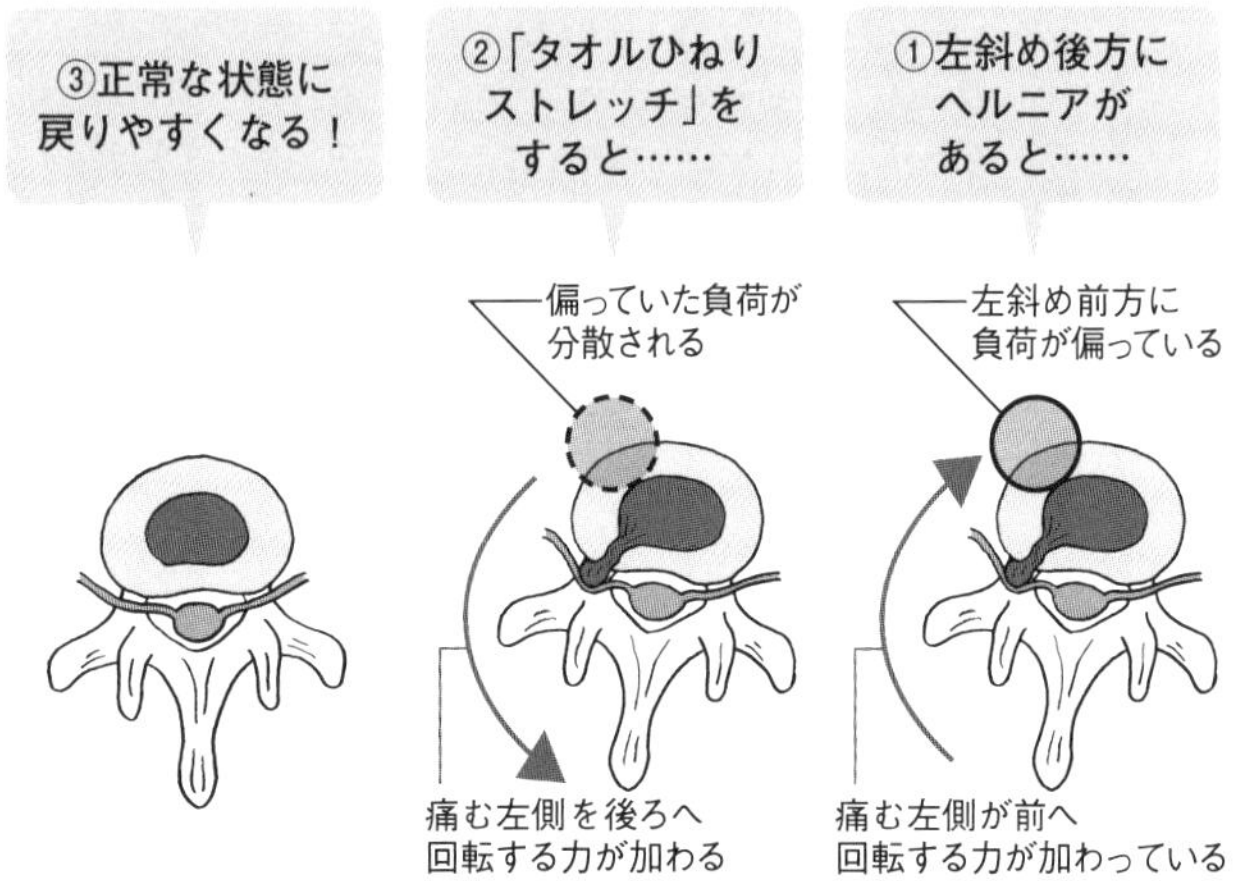
①左斜め後方にヘルニアがあると……
左斜め前方に負荷が偏っている
痛む左側が前へ回転する力が加わっている
②「タオルひねりストレッチ」をすると……
偏っていた負荷が分散される
痛む左側を後ろへ回転する力が加わる
③正常な状態に戻りやすくなる！

てば、**はみ出したヘルニア部分が自然と引っ込むほどのパワー**が発揮されますから、この機会にご紹介しておきます。

例えば、左斜め後方にヘルニアが飛び出した場合は、左斜め前方に負荷がかかりやすくなっていたということです。すると、その偏った負荷のために、腰椎には〝左斜め部分が前へと回転する力（＝時計回り方向の力）〟が加わることがあり、実際にねじれてしまうケースがよく見られます（上のイラスト①参照）。

そんなときに、「腰の左側を後方へ」「腰の右側を前方へ」という意識を持ちながら**タオルひねりストレッチ**を行うと、**不自然にねじれていた腰椎が、本来の正常な状態に戻りやすくなります**。そして同時に、左斜め前ばかりにかかっていたプレッシャーが分散されます。おかげで、椎間板内部の**髄核《ずいかく》は押し出されにくくなり、自然と引っ込みやすくもなる**のです（右ページ上のイラスト②③参照）。

回旋の効果を最大にするこうした工夫は、すべり症に対しても当てはまりますが、21ページの「日常の症状診断テスト」で症状Bのチェック数が多かったかたには、とりわけ功を奏します。

「痛む側は後方へ」「痛まない側は前方へ」というテクニックを、皆さんも覚えておいて損はないでしょう。

腰の〝土台〟にもケアを施せば万全！

「**仙腸関節**」とは、骨盤中央にある**仙骨**と、左右の**腸骨**《ちょうこつ》との境目にある関節です。腰を家に例えるなら、**腰椎は〝柱〟**に当たり、**仙腸関節は〝土台〟**に相当します。

ただし、そもそも仙腸関節は、正常な状態のときでも前後左右に数ミリしか動かない関節です。そのわずかな可動域（動く範囲）があることで、体の荷重や外部からの衝撃を和らげるクッションの役割を果たしているのですが、その可動域が非常に狭いだけに、とてもひっかかりやすい関節でもあります。

まるでカギをロックしたかのように固まってしまうことも、しばしばあるのです。

こうなると、腰椎はもちろん、腰周りのさまざまな組織で負荷が増大し、疲弊していきます。その結果、痛みやしびれなどの症状はどんどん悪化してしまいます。

実は現在、およそ**8割もの日本人に**、**仙腸関節の不調があるとされています**。私のこれまでの経験では、腰の痛みを抱えている人の**ほぼ全員**で、仙腸関節の機能不全が見られるほどです。

ですから、なんらかの不調が腰にあるのなら、腰椎だけでなく仙腸関節にも、できるだけケアを施す必要があります。

そのために最適なのが、「**仙腸関節ストレッチ**（46ページ参照）」です。

このストレッチを実践しているうちに、**固まっていた仙腸関節が緩んで可動域が広がり、スムーズに動く**ようになります。また、このように仙腸関節の機能がよくなると、**腰椎・椎間板・腰周りの筋肉などに押し寄せていた負荷がかなり軽減**され、神経が圧迫されていた場合はその度合いも緩和されます。

腰へのセルフケアにおいては、万能型の対処策なのです。

第4章

分離症・すべり症を見事克服した症例集

骨のすべり幅が大幅に縮まり、腰痛・お尻のだるさ・脚のしびれ一掃！

女性・60代・舞台女優

このかたは、ベテランの舞台女優なだけに、反り腰の〝**よすぎる姿勢**〟を続けてきた結果、腰痛に長年悩まされていました。

病院では、**分離症・すべり症・脊柱管狭窄症**《せきちゅうかんきょうさくしょう》などと診断され、局所麻酔薬の**ブロック注射**も受けましたが、効果がないといいます。私のクリニックへの来院時には、**お尻の重だるさ**、**左脚のしびれ**も強く現れ、歩くのもままならない状況でした。

実はこの女性、第5腰椎《ようつい》が2・6センチも前方にすべっていると確認されていて、実際に腰に触れるとボコッとした段差ができていました。棘突起圧痛《きょくとっきあっつう》テストでも、当然ながら強い痛みがあります。そこで私は、機能が低下している腰椎・仙腸関《せんちょうかん》節《せつ》などを手技で動かしつつ、腰椎の並びを矯正する施術も行いました。
そして、この施術と同じ作用のある「**分離症・すべり症特効ストレッチ**（32ページ参照）」「**腰椎フラットストレッチ**（34ページ参照）」「**体ひねりストレッチ**（42ページ参照）」「**タオルひねりストレッチ**（44ページ参照）」をしていただきました。

各種ストレッチの継続に努めたおかげで、2カ月目に入る頃には棘突起圧痛テストで痛みをあまり感じなくなり、しびれも弱まってきました。そして**3カ月後には、腰痛・左脚のしびれ・お尻の重だるさがすべて解消されていました。**

しかも、病院でMRI検査を再度受けると、**すべりの段差はなんと1・2センチにまで縮小**されていました。ご本人もすごく驚き、喜んでいらっしゃいました。

たとえ、椎骨《ついこつ》の分離やすべりがあっても、**骨自体が痛みやしびれを発しているわけではありません。**椎骨の並びを整えたり、その周りの組織の機能を向上させたり、仙腸関節をきちんと動せるようにしたりすれば、このかたのように痛みやしびれは治まり、すべっていた骨が引き戻されることもじゅうぶんあるのです。

分離症の痛みが1カ月で治った！大好きなバレエのレッスンを再開できた

女性・10代・中学生

このかたは、クラシックバレエを習っている中学生です。週に5回もレッスンを受けるほど本格的に取り組んでいましたが、腰痛のせいでうまく踊れなくなったそうです。バレリーナやダンサー、アナウンサーなど、人前に立つ仕事のかたによくあることなのですが、彼女の姿勢は〝**腰を反った状態**〟。それが腰痛の一因であることは明らかでした。

実際に診てみると、棘突起圧痛テストの結果は「痛みあり」。腰をあえて反らせて痛みが出る角度をチェックすると、通常よりも浅い角度で強い痛みを訴えます。ただし、**脚のしびれやお尻の重だるさはなく**、**分離症に特有の状態**でした。

分離症の場合、**コルセット**による固定が効果的です（133ページ参照）。

このときは、腰椎・仙骨のラインを整えてから固定しました。「**分離症・すべり症特効ストレッチ**（32ページ参照）」や「**腰椎フラットストレッチ**（34ページ参照）」と同様のことを、施術として行ったということです。そして、今後のコルセットの使いかた、本書にあるストレッチのやりかた、日常生活の送りかたなどもアドバイスし、なるべく実践してもらいました。

その結果、およそ**1カ月で腰の痛みはきれいになくなり**、現在は普段の姿勢で腰を反りすぎないように気をつけつつ、バレエに情熱を注いでいます。いつも付き添われていたご両親も、とても喜ばれています。

今回のようにお子さんが腰痛を訴えたときは、**時間を変えて何度か痛い場所を指で示させてみてください**。同じ場所を指差せば、それは〝ほんとうに痛い〟ということです。腰の真ん中の痛みの有無には、気を配るようにしてください。

セルフケアで痛み・しびれが即解消！うつ傾向の精神状態もよくなり、表情一変

男性・10代・高校生

この男子高校生は、腰の痛みで授業中にじっと座っているのがつらくなり、やがて運動にも支障が出るようになったそうです。そのうちに通学もできなくなり、落ち込んでうつ傾向になったため、親御さんが彼を連れて相談に来られました。

これまでの運動歴をうかがうと、中学時代は野球部のキャッチャーとして活躍していたとのこと。ただし、二塁への盗塁を防ぐ練習を1日に100回、200回と連続して行ったことが原因で、**疲労骨折**による**分離症**と診断されたそうです。

そして、分離症の診断を受けた際、医師から「**腰を絶対に反らしてはいけない**」と言われたことで、そこからは前かがみの姿勢がクセになっていました。

親御さんは分離症の再発による腰痛を疑っていましたが、棘突起圧痛テストを行ったところ、痛みはなし。つまり、かつては分離症と診断されていても、現在感じている腰痛の**「ほんとうの原因」は、分離症ではない**ということです。

日常生活で痛む場面を念のため聞いてみると、**「朝起きるときや、せき・くしゃみをしたとき、座っているとき**が痛い」といいます。**実はこれらは、椎間板ヘルニアの特徴的な症状**で、左のお尻に**しびれやだるさ**まで感じ始めたとのことで、症状が進んでいると考えられました。

そこで、彼の椎間板ヘルニアに適した施術を行い、自宅では**「仙腸関節ストレッチ**（46ページ参照）」や**「脚振りストレッチ**（38ページ参照）」を毎日行ってもらいつつ、**〝ヘルニア向けの姿勢〟**も実践してもらうようにしました。

すると、目に見えて症状が改善していき、**2～3週間で痛み・しびれ・だるさが消失**。表情まで別人のように明るくなり、学校にも通えるようになったのです。

腰椎と仙腸関節への最適ケアのおかげで再発した痛み・しびれがすぐに大改善

女性・40代・元オリンピック選手

この女性は、世界レベルのバドミントン選手でした。

飛び上がりつつ、腰を反って強くひねるスマッシュ姿勢の影響で、現役時代に**分離症**の診断を受け、痛みといつも闘っていたと教えてくれました。

現役引退後に痛みは引いたそうです。しかし、急に痛みが再発したことで、来院されたとのことでした。そのときは、**まっすぐ立っていることも困難**で、**腰の痛み・脚のしびれ**に加え、**首の右方向への傾きと痛み**も現れていました。

棘突起圧痛テストを行うと痛みがあり、エラストグラフィという特殊なエコーで見ると、分離症と痛みの原因になっている炎症を確認できました。さらに、姿勢のゆがみによって、**筋・筋膜性腰痛**《きんまくせい》（腰周りの筋肉痛）も起こしている状態でした。

このかたの場合は痛みが強かったため、椎骨の棘突起の間に電気療法も行いましたが、施術のメインは**仙腸関節を緩め、椎骨を少し動かす**というものです。

その内容は、「**仙腸関節ストレッチ**（46ページ参照）」「**体ひねりストレッチ**（42ページ参照）」「**タオルひねりストレッチ**（44ページ参照）」と同じメカニズムの施術を、少しだけ専門的なテクニックを入れて行ったということになります。

そして、これらのストレッチを自宅でも行うようにお伝えしました。

すると、**痛みやしびれは数日ですぐに改善**し、その後まもなく、**首の傾きも気にならないほど自然と矯正**されたのです。

この女性のように、分離症やすべり症があっても、**一時的に痛みを感じずに過ごしているかたは意外に多く**いらっしゃいます。ただし、腰を反りすぎたときや仙腸関節の動きが悪くなったときなどに痛みが再発しやすいので、注意が必要です。

痛みの「ほんとうの原因」はヘルニアだった！
自力で痛みを2カ月で消し、手術を回避

女性・40代・事務職

「間違いなく**分離症**です。薬を出しますが、**手術をおすすめします**」

医師からそう言われたのは、40代の女性。若いときから腰痛持ちで、お尻の痛みも現れるようになったため、病院でレントゲン検査を受けたときのことでした。

しかし、ご本人には、「**手術だけは避けたい**」という強い思いがありました。

どんなときに症状が出るのか確認すると、**デスクワークで座っているときが最もつらく、洗顔するとき・台所仕事のときにも痛みが走る**とのこと。**仰向けになるのも困難**で、21ページの「日常の症状診断テスト」の**症状B**の項目すべてが当てはまり、「**前かがみになったときに痛むタイプ**」の腰痛が疑われる状態でした。

そこで、棘突起圧痛テストを行ってみると、予想どおりに痛みはなし。彼女の腰痛の「ほんとうの原因」は、分離症ではなく、**椎間板の異常**にあると確信しました。

画像だけで診断する医師は、**レントゲンで椎骨の分離やすべりが見つかれば、「痛みの原因もこれ」と決めつけがち**で、そこに大きな問題があるのです。

エラストグラフィという特殊なエコーで確認すると、椎間板に炎症があると判明。腰椎や仙腸関節の可動域（動く範囲）も狭くなっています。よく現れる症状も加味すると、**椎間板ヘルニアにきわめて近い状態**です。

そこで施術後、歩きかたや座りかた、腰の温めかたなどを指導し、「**腸腰筋ストレッチ**（40ページ参照）」や「**仙腸関節ストレッチ**（46ページ参照）」の実践をアドバイスしました。手術を避けたい思いから、彼女は積極的に取り組んだそうです。

その結果、**2カ月後には、痛みはほぼ感じないほどに大幅緩和**。デスクワーク時の腰痛もかなり軽減したそうです。まさに腰痛を自分で治した例と言えるでしょう。

薬も効かなかった腰痛が治った！お尻のひどい痛み・重だるさも2カ月で消失

男性・50代・建築業

このかたは、**分離症・すべり症・脊柱管狭窄症・椎間板ヘルニア**のすべての診断を受けていました。どういうことかというと、画像検査でわかったことだけを重視され、その〝**画像診断名**〟**を腰痛の原因に決めつけられていた**のです。

実際、鎮痛薬や血流改善薬などが処方されていましたが、どれも効き目なし。結局、**腰痛と右尻の痛み・重だるさ**に耐えかねて、私のクリニックに来院されました。

棘突起圧痛テストの痛みはありませんでした。一方、85ページでお話しした**中**《ちゅう》**殿**《でん》**皮**《ひ》**神経**《しんけい》**の場所に痛み**が見られました。お尻の筋肉も明らかに固くなっています。

がっしりした体形で、腹筋や背筋もあるため、姿勢がいいと自負されていましたが、**実際は前傾姿勢**であったため、正しい姿勢と歩きかたを指導しました。

施術としてはまず、腰椎と仙腸関節の状態を調整。これは、「**体ひねりストレッチ**（42ページ参照）」「**仙腸関節ストレッチ**（46ページ参照）」と同じメカニズムの施術を行ったということです。

また、これまでの酷使でコリ固まって機能低下していた、お尻の筋肉や靱帯に特殊なケアを施しました。「**体外再生圧力波**」といって、問題のある組織に衝撃波を当てて細胞の再生を促し、その組織を〝フレッシュな状態〟にするというものです。

その結果、**長年悩んでいた腰痛が、その場ですぐに治まってしまった**のです。

さらに、日常生活中、「**お尻ストレッチ**（36ページ参照）」をメインにセルフケアを続けたところ、2カ月後には、**お尻の痛み・重だるさもすっきり消えた**のです。

念のため、以前通った病院でレントゲン・MRIの検査を受けたのですが、画像診断の結果や病名はまったく同じ。つまり、**画像結果や診断名は、痛みやしびれを解消・改善するうえで、あくまでも目安にすぎない**ということなのです。

腰痛・脚のしびれ・こむら返りが消え、長く歩けなかった間欠性跛行も改善

男性・70代・無職

「**脊柱管狭窄症**だとわかっているんですが、この**脚のしびれ**を手術以外の方法で消すことはできないのでしょうか」

こう言って相談にみえたのは、70歳を超えた男性です。忙しく働いていた20～30代に腰痛を繰り返していたものの、市販の鎮痛薬でしのぎながら、きちんと治療をせずに過ごしてきたとのこと。また、昔は歩くのが速かったのに、いつしか人に追い抜かれることが増え、ここ数年で**間欠性跛行**《かんけつせいはこう》（痛みやしびれで長く歩けない症状）も現れて、趣味のゴルフではハーフを回るのも精一杯とのことでした。

お話を詳しくうかがうと、実際に病院に行ったのはかなり前に腰痛が出たときで、

脊柱管狭窄症という病名は**自己診断**とわかりました。〝**間欠性跛行がある→脊柱管狭窄症→治すには手術しかない**〟**という俗説**を鵜呑《うの》みにされていたのです。

問診を続けると、間欠性跛行のほかにも、「**こむら返り**をよく起こす」「雨が降る前は脚のしびれが強い」など、すべり症が疑われる症状の訴えがありました。

棘突起圧痛テストで第4腰椎を押さえたときに痛みを訴えたことなど、すべてを総合すると、すべり症の可能性がかなり高い状態でした。つまり彼は、**すべり症を原因として、脊柱管が狭窄されている**はずということです。

いずれにしても、このケースでは椎骨の突起をつかみ、引きながら動かす施術を行いました。また、その後は、「**分離症・すべり症特効ストレッチ**（32ページ参照）」「**腰椎フラットストレッチ**（34ページ参照）」「**脚振りストレッチ**（38ページ参照）」「**タオルひねりストレッチ**（44ページ参照）」のケアを続けていただきました。

すると、**こむら返り→腰痛→脚のしびれの順で症状が治まり、3カ月後には間欠性跛行の症状も大幅に改善**するに至ったのです。

第5章

腰痛をしっかり克服するための日常生活の知恵

少しの工夫をするだけで、「こんなに違うのか」と実感できる

大多数の腰痛を招く原因は、日常生活中のよくない姿勢・動作などの積み重ねです。そうした**「日常の悪い生活習慣」が、関節や骨の異常を招き、**周囲にある組織の**機能低下も促し、**結果的に**痛みやしびれを生み出しています。**

ですから、やっかいな痛みやしびれをもとから断つには、腰に悪い日常生活習慣を見直す必要があります。なにげなく繰り返してきた姿勢や動作を少し改めるだけで、腰へのダメージを大幅に軽減させられるのは間違いありません。

そして同時に、腰にとっての「いい日常生活習慣」を、できるだけ取り入れてい

ただきたいと思います。そうすれば、関節トラブルの進行にストップをかけられるだけでなく、第1章でご紹介したストレッチの効果も確実にアップします。

つまり、**腰周りの構造を本来あるべき状態へ引き戻せるうえ、痛みやしびれの解消・改善もいっそうスムーズにできる**ということです。

痛みやしびれが一度治まっても、腰に負担をかける「悪い日常生活習慣」をちょくちょく繰り返してしまえば、再発の可能性は否定できません。同じような症状に何度も苦しまないためには、やはり**日常生活習慣は軽視できない**のです。

それでは早速、具体的な内容をお話ししていきましょう。

いくつかの項目があり、読んだだけでは少し面倒に感じられるかもしれませんが、いざ取り組んでみると簡単なことばかりです。

しかも、実践してみると、「日常生活の工夫をするだけで、こんなに違うのか」と実感できるはずです。

今日からでも、早速試してみてください。

腰の問題を複雑化させない「立ちかたのコツ」

最初に、最も基本となる「立ち姿勢」について、ポイントをお伝えします。

まず、第1章の「**棘《きょく》突《とっ》起《き》圧《あっ》痛《つう》テスト**（20ページ参照）」で**痛みを感じた人＝ほんとうに分離症やすべり症の人で、痛みが強いときには、**前方と後方への**重心バランスを「5対5」**にするように意識しましょう。

しかし、それほど**痛みがないときには、腰をやや反り気味にして「ちょっと痛い」ぐらいの姿勢**が理想になります。

私がこのような重心のかけかたをおすすめするのには、理由があります。

とにかく現代の日本人は、スマートフォンや携帯電話、パソコンなどを使う時間が長くなり、前傾姿勢になる機会が大幅に増加しています。

さらに、ほんとうに分離症やすべり症のかたは、医師から「体を反らしてはいけない」と言われていたり、体を丸めると痛みが出ずに楽だったりすることから、なにも意識せずにいると、前かがみの姿勢になってしまうからです。

それでは、**すでに分離症やすべり症を抱えているうえに、椎間板ヘルニアのトラブルを生み出し、進行させることになります。**「日常の症状診断テスト（21ページ参照）」で、症状Bの項目に複数当てはまったかたなら、なおさらのことです。

ですから、本来は**腰を反らしたときに痛みを感じる分離症・すべり症のかたであっても、前述したような姿勢を取るぐらいが、腰の問題を複雑化させないためにいい**のです。

一方、**棘突起圧痛テストで痛みを感じなかった人**の場合は、**体重の約7割を後方**

にかけて立つのが理想です。そして、**腰を少し反らせるぐらいの姿勢で、背筋を伸ばす**意識を持つようにしましょう。

こうすれば、無意識のうちに前傾姿勢になることをかなり防げるはずです。

また、片脚だけに体重をかけ、もう片方の脚を前に出した〝休め〟の体勢では、あまり長く立ち続けないほうがいいでしょう。左右アンバランスな負荷が、腰だけでなく全身にかかるので、いいことはまったくありません。

歩くときは、スピード・距離よりも姿勢を重視

歩くときにも、姿勢にはできるだけ気を配ってください。

棘突起圧痛テストで痛みを感じた人＝ほんとうに分離症やすべり症のかたは、

「痛みが出る寸前の姿勢に腰を伸ばして歩くこと」がたいせつです。

歩くことは前に進む動きであるため、どうしても前方に重心をかけがちになります。しかも、速く歩けば、その傾向はいっそう顕著になります。

そうなると、前項の「立ち姿勢」の場合と同じように、腰痛をいっそう複雑化してしまうことにもなりかねません。


ズキンとくる腰の痛みへの不安はあるでしょう。その気持ちは、ほんとうによくわかります。

ただ、そこでちょっとの勇気を出し、腰を伸ばして歩いていただきたいのです。**今後の長い人生を考えれば、そうした意識と行動の改革がプラスに働く**のです。

1日に10～15分間、続けて歩くことを目標にしてみましょう。

痛みやしびれで長く歩けないかた、つまり**間欠性跛行**の症状があるかたも、前述したような姿勢をできるだけキープしながら、休み休みでかまわないので歩いていただきたいと思います。

歩くスピードや距離については、特に注意を払う必要はありません。

ダイエットや健康増進のためならいざ知らず、分離症・すべり症のトラブル解消・改善に役立てる歩きをするうえでは、**「量」よりも「質」を重視**しましょう。

一方で、**棘突起圧痛テストで痛みを感じなかった人**の場合は、頭のてっぺんを上から引っ張られているようなイメージで歩くのがおすすめです。具体的に言えば、**「腰・肩甲骨・後頭部のライン」が一直線になるような姿勢で歩く**ということです。

それでも、このタイプの腰痛を抱えているかたがたには、前傾姿勢になる傾向がありますから、重心を7割ぐらい後方に残す意識を持つといいでしょう。

そして、歩くことに慣れてきたら、**「脚の蹴り出しかた」**や**「腕の振りかた」**にも気をつけてみましょう。

後ろ脚を蹴り出すときにひざがよく伸ばされていると、「第二の心臓」とも呼ばれるふくらはぎがポンプのように働き、全身の血流が促進されます。ひざ関節の老化防止にも有効です。

また、いい姿勢で**腕をよく振ると、腰椎が左右に回旋**します。特に、腕を後方に振る動作を意識的に行うようにすれば、「**タオルひねりストレッチ**（44ページ参照）**と同じような作用が、腰椎に加わる**ことにもなるのです。

イスの背もたれ・ひじ掛けは使わない

イスに座るときの上半身の理想の姿勢も、「立ち姿勢」と同じです。120ページを参考にしてください。

ただし、座るときには、もうひとつポイントがあります。

背もたれやひじ掛けはなるべく使わず、上半身を自分の力で支えることです。

どうしても疲れたときには、背もたれを使ってもかまいませんが、その際はお尻を背もたれに付けるように深く座ってから、背もたれを使うようにしましょう。

浅く座ってしまうと、どうしても**骨盤が傾き、腰は丸まり、首が前方に突き出した格好**になります。しかし、深く座れば、骨盤が立てられるので腰が反りやすくなり、首が前に出ることもありません。

ひじ掛けについては、やはり**左右アンバランスにねじる力が腰にかかるので、使わないのが賢明**です。

電車の長イスに座るとき、あるいは車の運転をするときも、横に寄り掛かってしまうと、やはり左右アンバランスな状態になりがちなので注意してください。

また、座っているときの下半身は、ひざが直角に曲がった状態になると理想的です。これにはイスの座面の高さが影響しますから、イス選びにもできる限り配慮したいところです。

そして、このように理想的な座りかたをしたとしても、**30分～1時間ほど座り続けたら、一度は立ち上がる**ようにしてください。

4時間座りっぱなしの場合と、8時間座りっぱなしでも1時間に1回は立ち上がる場合をあえて比較すると、間違いなく前者のほうがきつく、腰を痛めます。腰椎や仙腸関節が固まりやすいだけでなく、周りの筋肉の機能低下や血流悪化も招いてしまいます。

ちなみに、**床に直接座るときは正座**をし、上半身はやはり立つときと同じ姿勢を維持するようにします。

とはいえ、脚に**しびれ**が出やすい人や、**ひざ・足首**などに問題があるかたは、正座をするのが難しいかもしれません。そうしたケースでは、「**アヒル座り**」がおすすめです。

アヒル座りとは、正座の状態から両脚のひざ下を外側に広げ、お尻を床にペタンとつける座りかたです。

下半身をこのような状態にしながら、上半身を立つときと同じ姿勢で座ると、ひざ下に自分の体重がのらないので、神経や血管の圧迫を避けられます。その結果、脚のしびれをかなり防ぐことができるのです。

柔らかい布団で寝るのは「痛い時期だけ」

さて、寝るときのポイントも、少しお話ししておきましょう。

痛みやしびれの「ほんとうの原因」が**分離症・すべり症**のかたで、**痛みが強いと**

きには、以前からすすめられているように**少し柔らかめの敷き布団**を使ったり、**横向き**に寝たりしてもいいでしょう。

ただし、これも**痛い時期を過ぎたら変更し、少し硬めの敷き布団で仰向けに寝る**のがいいと思います。

理由は、いつまでも柔らかめの布団で体を丸めていると、腰の関節や筋肉などが固まったり、これまでの話のように〝**ヘルニア系のトラブル**〟を生み出したりする可能性を否定できないからです。

事実、私のクリニックの患者さんでは、こうした寝かたをずっと続けていると、痛みやしびれがあまり改善しなかったり、違う種類の痛みが現れたりしています。

そこで今後は、痛みが強くない時期には特に、ちょっと硬めの敷き布団を使い、少なくとも就寝時は仰向けで寝ることを試してみてください。腰はもちろん、全身のあらゆる関節にとって望ましい寝かたは、あくまでも仰向けが基本です。

特に、第1章の日常の症状診断テストで、**症状Bの項目に複数当てはまったかたは、硬めの布団での仰向け寝**をおすすめします。

もちろん、たいていは眠っているうちに、寝返りなどで姿勢が変わりますが、それはいっこうにかまいません。むしろ寝返りは、腰を含めた全身の関節・筋肉を使うというすばらしい動作で、歓迎すべきものです。

仮に、眠っている間に寝返りを打たないとすれば、朝起きたときの腰はガチガチに固まり、ひどい痛みに襲われるでしょう。ですから家族は、腰痛持ちの人に「寝相が悪い」などと言わず、温かい目で見守ってあげてください。

使い捨てカイロの貼る位置次第で痛みやしびれは軽減できる

腰という関節へのセルフケアでは、**冷えを遠ざけ、温めることがたいせつ**です。現代の日本で暮らしているなら、季節を問わずに万全の冷え対策をしておくべきです。夏場のクーラーはもちろん、春や秋でもエアコンからの風に注意します。

腰を冷やしてしまうと、腰周りだけでなく、下半身全体に悪影響が及びます。特に、分離症やすべり症、脊柱管狭窄症のかたでは、関節や筋肉が固くなりやすく、血液や神経の流れも悪くなり、痛みやしびれが悪化しやすいのです。

逆に、**腰を温かくしておくことを習慣づけると、痛みやしびれはかなり緩和**されます。その点で、使い捨てカイロを活用するのも有効です。

カイロを使うときの**ポイントは、ずばり「貼る位置」**です。

1個しかカイロを使わないなら、**「仙骨」を覆うように縦に貼りましょう。**

仙骨は、お尻の割れ目の上の出っ張った部分＝「尾骨《びこつ》」のすぐ上にあります。ですから、尾骨に指先を当てておき、その上の位置にカイロの下端がくるように貼ればOKです。

レギュラーサイズのカイロの大きさがあれば、それで自然と仙骨を覆った状態になります。しかも、**第5腰椎や第4腰椎にまでかかるようになる**ので、分離症やすべり症のかたにはうってつけの貼りかたになります。

仙骨に開いている孔《あな》（穴）やすぐ周りには、下半身の状態を大きく左右する血管・神経が多数張り巡らされています。そこに温熱効果が加われば、血液や神経の流れは当然よくなり、**痛み・しびれの軽減に有効**なのです。

複数のカイロを使うなら、仙骨の位置に加えて、しびれや重だるさのある側の**「お尻の上部」や「ひざの外側」にも貼る**ことをおすすめします。

お尻の上部とは、すなわち「**お尻ストレッチ**（36ページ参照）」でテニスボールを当てる位置です。

3個のボールの位置の中でどこを中心に貼るかは、それぞれに該当する位置の筋肉で、**より固くなっているところ**がいいでしょう。

ひざの外側については、カイロを縦に貼ればかなりの大きさがありますから、**ひざのお皿の真横**にピタッと貼ればじゅうぶんです。

最後に、あえて言うまでもないかもしれませんが、低温やけどには注意するようにしてください。

コルセットを使うときは、痛み・しびれの現れかたで変える

10代に起こった**若年性の分離症では、コルセットをまず着用**して安静を保ち、

痛みの緩和とともに、骨の分離を可能な限り食い止め、癒合《ゆごう》（くっつくこと）をできるだけ促すのがいいでしょう。その人の状態にもよりますが、以降のトラブル進行を防ぐカギにもなりえますから、分離状態の画像を撮った病院などで相談するようにしてください。

とはいえ、**痛みの激しい急性期を過ぎたら、普段はなるべく外す**ようにして、腰を甘やかしすぎないようにしましょう。着け続けると、精神的に依存しがちなうえ、血流の悪化にもつながりかねません。

特に就寝時は、リラックスして眠れるよう、必ず外すようにしてください。

すべり症のかたの場合も、基本的な考えかたは同じです。

ただし、若年性の分離症のように〝巻くことを前提〟にするというより、**〝巻かないことを前提〟にする**ようにしてください。

痛みやしびれが強いときや、腰に負担のかかる作業をするときにだけ着けるよう

コルセットの上手な使用法

腰用サポートベルト（特許申請済）

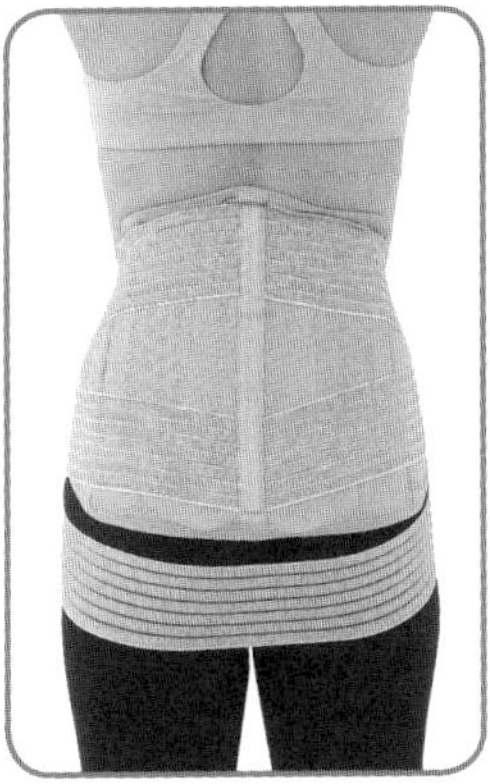

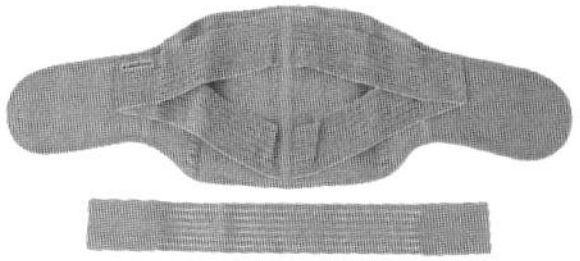

㈱ヴァルテックス ☎03-6418-1114

つらい症状が腰痛のみの場合は、腰だけに巻く。お尻や脚にも強い痛み・しびれがあれば、サポーターやバンドなどを追加し、お尻や股関節の安定を保つように下から巻き上げる。上は著者が監修した、ベルト本体とアンダーベルトが一体型のコルセット。

にし、「あくまでも補助的な扱い」にするということです。

なお、実際に着用するには、ちょっとしたコツがあります。

分離症やすべり症のかたで**「腰だけが痛い」という場合は、第４腰椎や第５腰椎、そして仙腸関節がコルセットの上下の幅に収まるようにします。**

そして、腰痛だけでなく、**お尻や脚の痛み・だるさ・しびれが強く現れているときは、**別にサポーターやバンドを用意して、**お尻を下から巻**

き上げるようにすると、つらい症状がかなり楽になるはずです（135ページの写真を参照）。

また、コルセットには、別の有用性があります。

腰周り全体に痛みがあるときにコルセットを巻くと、〝ブワーッと広がっている強い痛み〟がふと楽になり、**「ほんとうに痛いポイント」を探しやすくなる**のです。

また、**筋肉の硬直**をコルセットがカバーしてくれるため、「腰関節の異常によって**痛みが起こる角度」も見極めやすくなります**。その角度をもとにすれば、普段の暮らしの中のさまざまなシーンにおいて、痛みを避けるための姿勢、重心のかけかたなどをあらかじめ知っておくことができるわけです。

コルセットについて、昔は「使うと筋肉が落ちる」と言われていましたが、現在ではその説を否定する見解が多数派になっています。

ですから、ほんとうに必要な場面では、上手に利用していきましょう。

人気のスポーツや運動のメリット・デメリットを知っておく

日常的な運動習慣も、この機会に見直しておきましょう。

ずばり言うと、腰の健康を最優先するなら、やはり**「姿勢よく歩くこと」がいちばん**です。

棘突起圧痛テストで痛みを感じた人＝ほんとうに分離症やすべり症のかたや、脊柱管狭窄症のかたは、運動と移動の手段を兼ねて、ときには**自転車を利用してもいい**でしょう。

自転車に乗ると、腰を丸める姿勢になることで痛みが楽になり、ペダルをこぐことで脚の筋肉のポンプ作用が働き、血流改善が期待できます。

ただし、移動のときに自転車ばかり使うのはいただけません。姿勢よく歩くことと自転車に乗ることを、足腰のトラブル解消にどちらが役立つかという観点で比べれば、軍配は間違いなく歩くほうに上がります。

「腰痛解消には**水中ウォーキング**や**水泳**がいい」という声も世間からよく聞こえてきますが、私はおすすめできません。

これらの運動をするときは、関節にかかる負荷が少なく、筋力を効率的に上げられるのでしょうが、水中で〝**腰痛の最大の敵**〟**である「冷え」に襲われてしまう**のが問題です。

たとえ温水プールでも、水温は30度前後で体温より低いのですから、体はどうしても冷えてしまいます。痛みやしびれを悪化させたくなければ、水中ウォーキングや水泳は控えるべきです。

また、クラシックバレエやバレーボールなど「**体を反らす動きが多いスポーツ**」、ゴルフ・野球・テニス・サッカーなど「**体の片側だけを同じ方向にひねるスポーツ**」も、**腰にとってはよくありません**。

ほんとうに分離症やすべり症のかたは、このような動きを何度も繰り返すうち、すべりを助長したり、痛みが悪化したりする可能性があります。心配なかたは、控えておくのが賢明です。

どうしてもやらざるをえないという状況のときは、プレー前後にクラブハウスや銭湯で入浴して全身を温めたり、使い捨てカイロをうまく活用（130ページ参照）したり、ボールを打たないときは姿勢を正したりするなどして、フォローしていただきたいと思います。

マッサージ関連グッズの使用は逆効果

マッサージの類で痛みが消える腰痛は、いわゆる**腰周りの筋肉痛だけ**です。問題が筋肉のレベルを超えていれば、根本的に治すという観点からは効果がありません。

にもかかわらず、「弱いマッサージだから効かないんだ」などと誤解しているかたが、いまだに多いというのが実情です。マッサージで腰痛がよくならなければ、それは**関節や骨にまでトラブルが及んでいるサイン**と受け取るべきです。

このことを知らず、強いマッサージを受けてしまうと、**筋肉組織を傷つけて**軽い炎症を引き起こしたり、筋肉の奥にある仙腸関節などを固まらせたりするおそれが出てきます。

ですから、マッサージは、少し物足りないぐらいのところで切り上げましょう。マッサージ店で施術を受けるにしても、自分の手でマッサージするにしても、「**なでるくらいの力加減で10分以内**」**でじゅうぶん**です。そうしたソフトタッチのマッサージでも、筋肉に対するマッサージ効果は発揮されます。

この目安を超えたマッサージとなれば、受けても意味がないどころか、断るのが正解です。

マッサージ器や**ツボ押しグッズでも、話は同じ**です。

電気式のマッサージ器などは、使っているうちにどうしても、力を強めて体に当てがちなので、おすすめできません。

ピンポイントでツボを刺激できるとうたったグッズでは、体に触れる部分の面積が小さくなっているため、強く押し込めば、１カ所にかなりの力が集中的に加わることになります。

分離症やすべり症だけでなく、椎間板ヘルニアを抱えているかたにとっても、これらの使用は逆効果になる場合のほうが多いことを、覚えておいてください。

やはり、痛みを根本的に解消するには、関節構造に直接アプローチするのが、いちばんの近道なのです。

背筋・腹筋のトレーニングはしてはいけない

痛みが出たら**筋トレを始めて解消させようとするのも、意味がありません**。それどころか、前項のマッサージ関連グッズと同様、無理に行えば腰の症状が悪化するケースがほとんどです。

腰痛対策としてよく言われているのは、背筋や腹筋を鍛えるトレーニングのようです。しかし、腰痛の症状が現れているかたは、これまでに背筋をさんざん使ってきています。

皆さんも、よく思い出してみてください。

一般に、**最初に現れるのは背筋の痛み**です。さらに、トラブルが腰椎や仙腸関節まで及ぶと、それらの関節の機能低下を補おうと、お尻や背中の筋肉はいっそう過酷に働きます。だからこそ、お尻・背中の筋肉は疲弊し、コリや張りで固くなったりするのです。

そこで、**さらに背筋トレーニングを行い、よけいに収縮させるなどということは、筋・筋膜性腰痛を悪化させる**ことにほかなりません。

しかも、うつ伏せ状態から上体を起こす背筋トレーニングは、腰を何回も強く反らし続ける動きであり、分離症やすべり症のかたにとっては症状を強めてしまうだけです。

一方の**腹筋トレーニング**は、力を込めて前かがみになる機会をわざわざ増やす運動です。ですから、椎間板にかかる圧を自ら高めることになり、こちらは**椎間板へ**

ルニアによる痛みやしびれを促すことにつながります。

そもそも、背筋や腹筋がじゅうぶんにある**プロのアスリートでも、分離症・すべり症・椎間板ヘルニアなどの痛みに悩む人は多数**いらっしゃいます。

また、分離症やすべり症で痛みを抱えているのは**女性や高齢者が多く、筋トレをしても筋肉がつきにくい**傾向があります。

こうした内容を総合的に考えれば、私が先ほど「意味がない」と言ったことに納得いただけるでしょう。

腰周りの筋肉に気を配るなら、**「量」よりも「質」を重視**してください。

スムーズに動き、関節をきちんと動かせる状態をつくること。神経や血液の流れを邪魔しない、柔軟な状態にすること。そして、その状態をキープしていくことを優先しましょう。

そのためにぜひ、第1章にあるストレッチを実践していただきたいと思います。

第6章

分離症・すべり症を治すと人生が変わる！

首・股関節・ひざのトラブルも改善される！

人間の体には約400の関節があるとされていて、それらすべてが歯車のように連携して動くことで、私たちはさまざまな動作を問題なく行えます。

ところが、腰痛を発症したということは、腰という大きな歯車に異常が出たことを意味していて、その悪影響が他の関節にまで及ぶ可能性があります。

特に、**腰と関連の高い股関節・ひざ関節・頸椎**《けいつい》（背骨で首の部分を構成している関節）**などは要注意**です。皆さんも、腰痛だけでなく、**首・肩のこりや痛み**、**股関節やひざの痛み**などに悩まされているのではないでしょうか。

ただし、ここで腰を正常な状態へ矯正すれば、他の関節も本来の機能を果たしやすくなります。それぞれの関節が本来の可動域（動く範囲）を維持し、滑らかに動いていれば、周囲にある**筋肉・靭帯《じんたい》・腱《けん》**（筋肉と骨をつなげている組織）**なども衰えません**。むしろ、活性化されるぐらいです。

そのため、各関節にまとわりついていた不調、例えば、**肩こり・首痛・股関節痛・ひざ痛などは改善に向かいます**。悪影響が広がっていくのとは正反対に、好影響が連鎖していくのです。

動きにキレが出て、スタイルよく見られる

ほんとうの分離症・すべり症のかたが、腰を反らしたりひねったりしたときに**感じる痛みは**、**ズキンとくる大きな痛み**です。

関節の可動域やスペースが狭まっていることで、本来なら痛みなく行えるはずの動作で、こうした痛みを感じてしまいます。

そのため、普段から痛みを怖がって、体を丸めてしまうかたが多いのです。

しかし、本書にあるストレッチなどで、**骨と骨の間のスペースを広げたり**、関節としての**可動域を広げたり、周囲の組織を柔軟にさせたり**すると、痛みの現れぐあいが変わってきます。ズキンと痛んでいたのと同じ動作をしても、痛みが大幅に軽減されるか、または**まったく痛みを感じなくなる**のです。

こうなれば、苦痛で顔をゆがませる機会は大幅に減り、丸まっていた体を伸ばせるようになっても不思議ではありません。

さらに、**腰の可動域拡大・筋肉の活性化**などのおかげで、同じ動きをするにしてもダイナミックに、素早く機敏に行えるはずです。

一般的な言いかたをすると、**キレのある動きができるようになる**のです。

もちろん、これは運動をするときだけの話ではありません。日常生活中の家事や仕事をするときでも、「体をずいぶん楽に動かせるようになった」と実感できるはずです。

また、分離症やすべり症のかたの中には、普段から腰を反りすぎているかたもいらっしゃいます。

そうした「**よすぎる姿勢**」が前方への椎骨のすべりを助長するのは、すでにお話ししたとおりですが、**同時に**〝**ポッコリおなか**〟**に見えてしまう**という側面もあります。腰が反っていることで腹部が前方に突き出され、ほんとうはそれほど太っていなくても、おなかがポッコリしているような見た目になるわけです。

この点についても、よすぎる姿勢を矯正し、正しい姿勢を身につけることで、ポッコリおなか〟に見えることはなくなります。

以前の姿勢をとっていた頃の姿と比べれば、**かなりスタイルよく見える**ことになるでしょう。

「腰痛が治ったと同時に、やせていました」

分離症・すべり症を治すと、見た目だけの話ではなく、実際にやせていく効果も頻繁に現れます。

この章の冒頭でご説明したように、腰を正常な状態へ矯正すれば、**体中の関節の可動域が広がるうえにスムーズになり**、これまであまり使われなかった**筋肉が活性化**されます。

とりわけ、体の深部にある**インナーマッスルの活動が活発化**することで、**血流や代謝がアップ**し、普通に歩いたり動いたりするだけでも、**脂肪の燃焼効率がよくなります**。従来から運動習慣がある人では、その効率は倍増するといっても過言ではありません。

加えて、腰・お尻・脚の痛みやしびれが改善されるので、たいていのかたでは自然に運動量が増えていきます。

そのため、**「やせ体質」に変わってくる**ということです。

実際、私のクリニックで腰痛解消に取り組む患者さんからは、「たるんでいた脚やお尻が引き締まった」「ウエストが細くなってきた」という声がよく寄せられます。なかには、「10年来の腰痛が治ったと同時に、**自然と5キロやせていました**」という40代女性もいらっしゃるぐらいです。

「年齢とともにやせにくくなった」と感じているかたは多いでしょう。その大きな要因はおそらく、**筋肉機能や血流・代謝機能の低下**にあると思います。

そのようなかたこそ、この機会に腰痛を根本的に治すセルフケアを継続すると、「いつのまにかやせていた」という結果を得ることも可能となるのです。

冷え性・肌荒れが解消し、睡眠の質が向上

腰の関節の正常化、インナーマッスルの活動向上、血流・代謝の改善により、さらなるうれしい変化がもたらされることもよくあります。

代表的なものを挙げるだけでも、**冷え性・むくみ・肌荒れ・便秘などのトラブルが解消に向かいます**。これには、前述したような機能アップによって、体の内部の温度が高まることも好影響を与えています。

すべり症の中でも、**変性すべり症**は女性の割合が多いので、腰・お尻・脚のつらさの解消とともに、このような美容面にも関係する効果を得られることは、かなり喜ばしいことでしょう。

また、**痛みやしびれが引いてくると、よく眠れる**ようにもなります。

「いざ就寝しようと横になっても、〝寝るポジション〟がうまく決まらない」「痛みやしびれが気になって、なかなか寝つけない」という経験は、皆さんにもあるのではないでしょうか。

しかし、腰の構造が正しく矯正され、痛みやしびれが治まってくるのですから、寝つきは自然とよくなります。

さらに、これまで体をほとんど動かしていなかったかたは、**ストレッチや歩くことを習慣にするだけで適度な肉体疲労になり、より気持ちよく眠れる**ようになるでしょう。

眠るという行為は毎日何時間も費やしていることなので、睡眠の質の向上は見逃せません。

睡眠の質がよくなると、**自律神経やホルモンのバランスを整えるうえでもプラス**

の作用があり、先ほどお話しした**冷え性・肌荒れの解消をいっそう後押し**することにもなります。まさに、「**好循環のサイクル**」が働くのです。

この機会に腰痛を根本的に治せば、想像していた以上の健康と美を手に入れることもじゅうぶんに可能なのです。

柔軟で積極的な考えになり、自信が深まる

腰痛をうまく治せるか治せないか――。〝意外な習慣〟が、その別れ道になっていることがあります。

それは、「**思考の習慣**」です。「日常的な考えかたのクセ」と言い換えてもいいでしょう。

普段からの考えかたが**頑固だったり心配性だったりすると、腰痛の悪化を招くこと**がよくあります。

例えば、「**マッサージを受けても効かなくなった**」と気づいているのに、自己流の〝マッサージ信仰〟の思考を改めず、**そのうちに腰痛がどんどん進行してしまう**ケースはよく見られます。

また、「**動いて痛くなったらどうしよう**」と過剰に心配し、なるべく動かないという安静思考に陥っている場合も多数あります。

動かなければ、腰椎や仙腸関節が固まっていき、腰の関節の可動域はますます狭まります。筋肉の機能は低下し、血流も悪くなります。やはり、**痛みやしびれが治まるはずはない**のです。

このようなパターンから抜け出すには、頑固な思考を柔軟にし、消極的な考えを積極的に変える必要があります。

本書でご紹介しているストレッチのように、たとえ〝**目新しいもの**〟**であっても、**その実践方法とメカニズムに納得できたなら「ちょっと試してみよう」と**チャレンジしていただきたい**のです。

たとえ1種類のストレッチでも、ちょっと試してみた結果、いい効果を実感できたなら、「新しいものを柔軟に受け入れたこと」「積極的に行動したこと」が正解だったと判断できるでしょう。すると次には、実践するストレッチの頻度や数を増やそうとする気が起こり、**腰の状態はさらによくなっていきます。**

こうした成功体験を積み重ねていくと、**日常的な考えかたはかなり変わっていく**と思うのです。

しかも、これまでに年齢を理由にしてあきらめていたり、医師の言葉や薬に頼り切った末に改善されなかったりした場合には、**自発的な行動が大きな変化を生み出**

したことで、自らへの自信をきっと深められるでしょう。

変化の兆しすらなかった腰痛が実際によくなるにつれ、このような思考の変化を伝えてくれる患者さんは数え切れないほどいらっしゃいます。

まずは、有効な腰痛対策として、本書の中にある「今できること」をやってみましょう。

どんなに医学が進歩しても、**自分の腰の面倒を毎日見ることができるのは、自分しかいません。**あなた自身が、腰を含めた体じゅうの関節を守っていかなければなりません。

その一歩をここで踏み出し、着実に歩みを続けていけば、心身ともにほんとうに**元気なあなたでいつまでもいられるはず**なのです。

第7章

分離症・すべり症の悩みを完全解決！知って得するQ&A

Q ストレッチが8種類ありますが、すべてをやらないといけませんか？

A 最適なストレッチを選ぶコツをお伝えしますので、とにかく1〜2種類からでも始めてみましょう

何度かお話ししていますが、たいせつなことなのでここでも繰り返すと、「**分離症・すべり症特効ストレッチ**（32ページ参照）」は、「棘突起圧痛《きょくとっきあっつう》テスト（20ページ参照）」で**痛みを感じたかただけ**が行うようにしてください。

「**腰椎《ようつい》フラットストレッチ**（34ページ参照）」についても、腰椎の段差をフラットにする効果が高く、分離症・すべり症に特化したセルフケアです。棘突起圧痛テストで**ズキンと痛みを感じたかた**は、ぜひ一度試してみてください。

その他のストレッチについても、すべてが「**痛みやしびれの原因**」に対し、簡単で効率的に問題解消できるように考案したものです。

ですから、おそらく全体の1〜2割の、棘突起圧痛テストで痛みを感じたかたに

は、理想を言えば8種類を実践していただきたいところです。ただ、時間や体力などの事情で難しいケースも少なくないでしょう。その場合は、**1〜2種類**からでもいいので、とにかく始めていただきたいと思います。

その1〜2種類のストレッチを選ぶには、以下の手順を踏むといいでしょう。

❶「**棘突起圧痛テスト**」で**痛みを感じたかた**は、「分離症・すべり症特効ストレッチ」「腰椎フラットストレッチ」を優先する

❷その他6種類のストレッチを、ひととおり実践してみる

❸❷の結果、「他のストレッチをしたときよりも、このストレッチをした後のほうが、**腰が楽になった**」と感じられるものを選ぶ

❹もし、❸で「楽になった」と感じられるものがない場合、「これは**やりづらかった**」と思うストレッチをあえて選ぶ

こうすると、痛みやしびれの「ほんとうの原因」が分離症やすべり症のかたでも、それぞれの腰にぴったりのストレッチをチョイスできます。

また、**棘突起圧痛テストをして痛くなかったかたは、右記手順の❷以降**を行えば

最適のストレッチを選ぶことができます。

ちなみに、❹の理由をご説明しておきましょう。

やりづらく感じられるのは、体にとって〝得意ではない動き〟をしている証拠です。また、ターゲットにしている**関節・筋肉が固まっている**可能性も高いと言えます。だからこそ、そのストレッチを行って、いい状態にする必要があるのです。

Q **「体の片側だけを同じ方向にひねるスポーツ」は腰によくないそうですが、「体ひねりストレッチ」をしても平気なの？**

A **両者には大きな違いがありますから、心配無用です**

ゴルフや野球などで体をひねる場合と、「**体ひねりストレッチ**（42ページ参照）」で体をひねる場合とでは、大きな違いがあります。ひねる際の力の入れぐあいやスピード、回数などは、スポーツの場合のほうが圧倒的に強く、速く、多くなります。

また、ストレッチを実践すると、痛みの解消という目的のために、原因となっているる**腰の関節や筋肉の問題を取り除くメカニズムが働きます**が、スポーツのほうには当然そのような目的はありませんし、メカニズムが働くこともありません。

つまり、**両者はまったくの別もので、心配する必要はありません。**

ぜひ、体ひねりストレッチを行って、気持ちよさを味わってください。

Q

坐骨神経痛《ざこつしんけいつう》が現れるようになってから、こむら返りをよく起こすようになりました。なにか関係があるのですか？

A

かなり関係しているはずですから、いっしょに治してしまいましょう

こむら返りとは、ふくらはぎの筋肉（腓腹筋《ひふくきん》）が突然けいれんを起こし、つってしまう現象です。**運動中や運動後、立ちっぱなしで脚が疲れたときなどに起きる**のが一般的です。また、**眠っているときにいきなり起きることも**あります。

私のこれまでの経験から言うと、こむら返りが起きるようになるにはパターンがあります。それは、「**腰痛をまず発症し、次に坐骨神経痛が現れ、さらにこむら返りが起きる**ようになる」というものです。

ですから、すでに腰痛がある人では、腰のトラブルが深く関係していると考えていいでしょう。

もちろん、その他の原因によって、こむら返りが起きることはあります。しかし、腰痛や坐骨神経痛を抱えているかたでは、腰周りからふくらはぎへ伸びている**神経の伝達機能に〝誤作動〟が起こりやすい**のだと思われます。また、腰の状態がよくないために、悪影響がふくらはぎの筋肉に及んでいることも考えられるのです。

私のクリニックの患者さんでは、腰痛解消対策を実践するうち、「いつのまにかこむら返りが起きなくなった」という例が多数あります。その点も、腰のトラブルの影響を疑う理由になっています。

いずれにしても、まずは**腰痛解消のためのセルフケア**を始めるべきで、そうすれば**いっしょに消える可能性もじゅうぶんにある**のです。

Q　痛みやしびれが消えても、ストレッチをしなければいけませんか？

A　実践頻度を少なくしてもいいので、しばらく続けることをおすすめします

118ページでお話ししたように、痛みやしびれの発症には、日常生活の習慣が密接に関係しています。そのため、つらい症状が治まっても、姿勢・動作をはじめとした**習慣やクセが直っていなければ再発する**ことはじゅうぶんにありえます。

そこで、痛みやしびれがいったん解消されたとしても、**しばらくはストレッチを続けるほうがいい**でしょう。実践する頻度を少なくし、**1日1回でもかまいません。**

ちなみに、前項で触れたこむら返りも含めると、不調は「**腰痛→坐骨神経痛→こ**

むら返り」の順で現れることが多く、治っていくときは「**こむら返り→腰痛→坐骨神経痛**」の順になることが一般的です。

ストレッチを継続するうえで、参考になさってください。

Q 高齢者の場合に注意することはありますか？

A 細かい年齢を気にせず、セルフケアを積極的に行ってください

ある研究報告では、すべり症の発症頻度やすべり度合いが増加するのは50～60代とされています。お尻や脚の痛み・しびれを併発するケースも、この年代が最多になるということです。

また、70歳代になると、すべり度合いの進行がストップするという内容も報告されています。これはおそらく、腰椎の前後に靱帯《じんたい》などの組織があるため、〝すべる

ことのできる限界のところ〟まで、椎骨がズレてしまったということでしょう。

ですから、年齢が高めの人ほど、有効な対策としてセルフケアを積極的に行ってください。そして、よりやっかいな状態＝脊柱管狭窄症《せきちゅうかんきょうさくしょう》に進行することを、自力で食い止めていただきたいのです。

ストレッチの効果は、年齢に関係なく現れます。若い人に比べれば、年齢の高いかたは効果を実感するまでのタイムラグが長くなりがちですが、28ページや１６０ページの要領できちんと選んだストレッチならば、「いい変化がなにひとつ起きない」ということはほとんどないはずです。

ですから、先にデータをご紹介はしましたが、**細かい年齢を気にする必要はありません。**

どうせ気にするのなら、**症状の変化のほうがずっと有益**です。

その気づいた変化を、ストレッチを**実践する種類や回数・頻度などに生かしていただきたい**と思います。

Q カイロの使用がいいことはわかりましたが、貼る位置の確認がおっくうです。他にいい方法はありませんか？

A 慣れるまでは、お風呂を活用していきましょう

他の方法をまず挙げるなら、「**お風呂に入ること**」に尽きます。

39度ぐらいの**少しぬるめ**のお湯をバスタブに張り、首まで浸かって体を芯から温めてください。

ただし、**全身浴はのぼせやすいので**、お湯に浸かっている時間は**10分程度**にします。

痛みやしびれがひどいときには、長めに20分ほど浸かっていると、かなり楽になるでしょう。時間的に余裕があれば、朝と晩の**1日2回入浴してもけっこう**です。

しかし、その際はよりいっそう、のぼせに注意するようにしましょう。

半身浴は健康にいいイメージがありますが、**あまりおすすめできません。**

首や肩が冷えやすく、その冷えが脊柱起立筋《せきちゅうきりつきん》などを伝わって、腰にまで届きやすいからです。これでは、せっかくの痛みやしびれの解消効果が半減してしまいます。

そして入浴後は、湯冷めをしないようにしてください。

ただし、こうした入浴は、外出中にすぐにはできません。そのため、やはりカイロをうまく使っていただければと思います。お風呂を活用しつつも、カイロの貼りかたをぜひマスターしてください。

Q

「あなたの腰痛は太っているせい」と家族から言われています。腰痛対策としては、やはりダイエットを最優先すべきですか？

A

まず先に腰痛対策を実践し、ダイエットはその後に再検討しましょう

腰をはじめとした関節にとって、肥満がよくないことは事実です。

例えば、おなかが前方にパーンと張り出すタイプの肥満だと、反り腰の姿勢になり、腰椎の前《ぜん》わんの度合いや、仙骨の傾斜角度が大きくなりやすいはずです。そのため、腰椎の椎骨にとっては、〝すべりやすい環境になっている〟と見ることもできます。

ただし、ここで「やせなくては」とダイエットに集中してしまうのは、少し早計だと思います。

やせることにあまりに集中すると、いつのまにか腰によくない運動までするかたがいるかもしれません。また、腰痛のあるかたが全員太っているかというと、決してそんなことはありません。標準的な体形のかたでも、やせているかたでも、腰に痛みが発生し、しかも悪化していく例は数え切れないほどあります。

ですから私は、まずは**腰痛対策を優先するほうがいい**と思います。

ストレッチなどで腰椎・仙腸関節の機能を高め、なるべく動く習慣を身につければ、**代謝がアップし、消費カロリーも増え、自然なダイエットにつながります。**

それでもまだ肥満が気になれば、改めてダイエットを検討すればいいでしょう。

Q 症例の中にある「体外再生圧力波」とはなんですか？

A 尿路結石の石を砕く方法と同じメカニズムの療法です

113ページでお話しした「体外再生圧力波」は、患部を切ることなく、特殊な機器でピンポイントに**圧力波**（衝撃波）**を当てて、組織の再生を促す**治療法です。尿路結石の石を砕く方法と同じ理論で、**問題のある組織をあえて破壊**し、新しい細胞でできた組織に**生まれ変わらせる**ことが目的になります。ただし、尿路結石を砕く場合と比べれば、出力される圧力波のレベルは**10分の1**ほどです。

それでも、腱《けん》や靱帯など、かなり固くなった組織に対して用いると、非常に高い効果があります。セルフケアを続けても、「変化がどうしても現れない」という場合には、試す価値があるでしょう。

おわりに

本書では、これまでに一度でも**分離症やすべり症と診断されたかたのために、必要な情報を凝縮**させました。

しかもそれは、典型的な発症メカニズムの話などでさらっと終わらせることなく、「実はほとんどのかたが椎間板ヘルニアなど〝**別のタイプ**〟**の腰痛原因を持っている**」という実情を踏まえながら、皆さんが毎日の生活で生かせる内容を集めています。

だからこそ、さまざまなバリエーションを持って襲ってくる**痛みやしびれを、自分で治すことができる**のです。

これからは、「骨が分離していた」「骨がすべっていた」という画像診断結果だけでなく、現時点で**実際に現れている症状を重視**するようにしてください。

そして、その場しのぎの対症療法で済ませず、腰にダイレクトな矯正作用をかけることを心がけ、**不調を根本から断つ**ようにしていただきたいと思います。

ほんとうの分離症やすべり症であっても、さらに言うと椎間板ヘルニアであっても、適度な範囲で**腰を前後左右にバランスよく動かし、可動域をできるだけ広く保つことが重要**です。

それが、短期的な視点では**痛みやしびれの解消に役立ち**、長期的な視点では**ロコモ**（ロコモティブ・シンドローム＝寝たきりや要介護になる危険度が高い状態）**を遠ざけます**。

そのためには、1日に何回も繰り返している〝得意な動き〟だけでなく、〝苦手な動き〟もすることがたいせつです。それこそが、第1章にあるストレッチです。

つまり、**痛み・しびれ**の最適な解消法としてご紹介しているストレッチは、実は今後の長い人生を快適に過ごせるための秘策でもあるのです。

何歳になっても、腰を含めた関節の健康は取り戻せます。

さぁ、痛みやしびれと決別して、明るい未来を手に入れましょう。皆さんにとって、本書がそのきっかけになることを願っています。

最後になりましたが、本書を出版するきっかけをいただいた学研プラスの泊久代さん、原稿の構成を手伝ってくださった松尾佳昌さん、ほんとうにありがとうございました。

そして、私を日々支えてくれている弊社スタッフ及び家族に、心から感謝をいたします。

さかいクリニックグループ代表　酒井慎太郎

[著者紹介]

酒井慎太郎（さかい しんたろう）

さかいクリニックグループ代表。千葉ロッテマリーンズ オフィシャルメディカルアドバイザー。中央医療学園 特別講師。柔道整復師。テニスボールを使用した矯正の考案者。整形外科や腰痛専門病院などのスタッフとしての経験を生かし、腰・首・肩・ひざの痛みやスポーツ障害の疾患を得意とする。解剖実習をもとに考案した「関節包内矯正」を中心に、難治のひざ痛や、腰痛、肩こり、首痛の施術を行っており、プロスポーツ選手や俳優など多くの著名人の治療も手掛けている。ＴＢＳラジオ「大沢悠里のゆうゆうワイド 土曜日版」でレギュラーを担当。著書に『脊柱管狭窄症は自分で治せる！』『首・肩の頸椎症は自分で治せる！』（ともに小社刊）などがある。著書「自分で治せる」シリーズ（学研プラス）の一部は実用書としては珍しく、ドイツ語等に翻訳されヨーロッパ全域で読まれている。

さかいクリニックグループ
〒114-0002 東京都北区王子5-2-2-116
☎03-3912-5411

「予約がとれない」「16年待ち」とメディアで言われてきましたが、対応できるようになりました！
検査を含め、無料問診も実施中。

[STAFF]

デザイン	轡田昭彦＋坪井朋子
撮影	山上 忠
DTP	八重洲PRセンター
モデル	本多麻衣（スペースクラフト）
ヘアメイク	平塚美由紀
イラスト	中村知史
編集協力	松尾佳昌

分離症・すべり症は自分で治せる！

2018年6月12日　第1刷発行
2022年7月6日　第9刷発行

著者　酒井慎太郎
発行人　川田夏子
編集人　滝口勝弘
編集担当　泊久代
発行所　株式会社 学研プラス
〒141-8415　東京都品川区西五反田2-11-8
印刷所　中央精版印刷株式会社

この本に関する各種のお問い合わせ先
本の内容については、下記サイトのお問い合わせフォームよりお願いします。
https://gakken-plus.co.jp/contact/
在庫については　TEL03-6431-1250（販売部）
不良品（落丁、乱丁）については　TEL0570-000577
学研業務センター　〒354-0045 埼玉県入間郡三芳町上富279-1
上記以外のお問い合わせは　Tel 0570-056-710（学研グループ総合案内）

学研の書籍・雑誌についての新刊情報・詳細情報は、下記をご覧ください。
学研出版サイト　https://hon.gakken.jp/